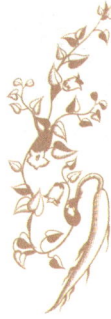

张仲景妙方大全

苑百松 · 主编

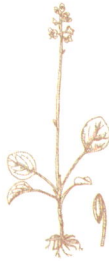

黑龙江科学技术出版社

图书在版编目（CIP）数据

张仲景妙方大全 / 苑百松主编 . -- 哈尔滨 ： 黑龙江科学技术出版社，2025. 1. -- ISBN 978-7-5719-2688-5

Ⅰ．R222

中国国家版本馆 CIP 数据核字第 20255XB088 号

张仲景妙方大全

ZHANGZHONGJING MIAOFANG DAQUAN

苑百松　主编

策划编辑	沈福威　赵叔月	
责任编辑	陈裕衡	
排　　版	文贤阁	
出　　版	黑龙江科学技术出版社	
	地址：哈尔滨市南岗区公安街 70-2 号　邮编：150007	
	电话：(0451) 53642106　传真：(0451) 53642143	
	网址：www.lkcbs.cn	
发　　行	全国新华书店	
印　　刷	三河市金兆印刷装订有限公司	
开　　本	710 mm×1000 mm 1/16	
印　　张	14	
字　　数	170 千字	
版　　次	2025 年 1 月第 1 版	
印　　次	2025 年 1 月第 1 次印刷	
书　　号	ISBN 978-7-5719-2688-5	
定　　价	68.00 元	

巴豆

白芍
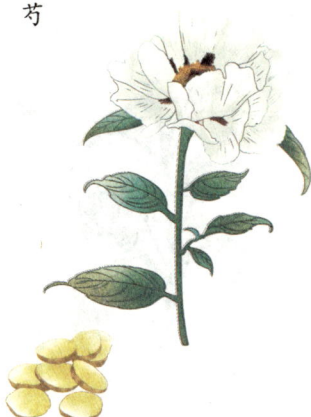

板蓝根
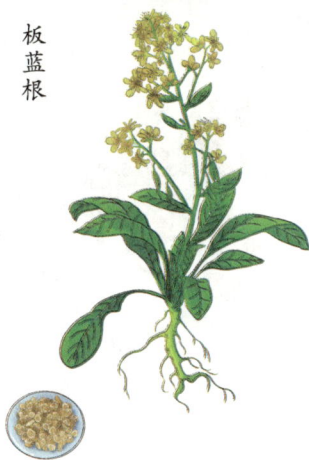

苍术
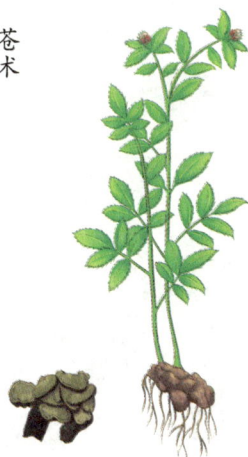

柴胡
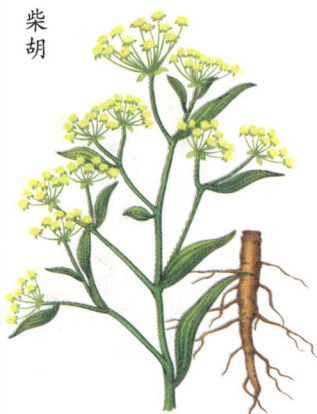

陈皮
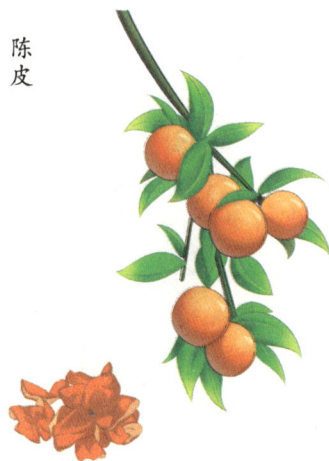

川芎
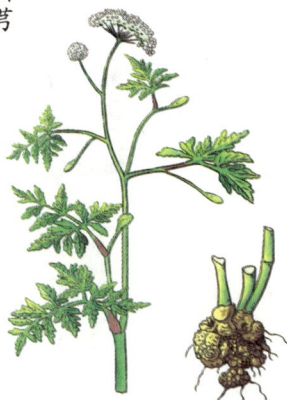

大黄
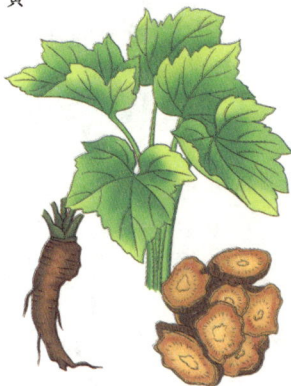

大戟
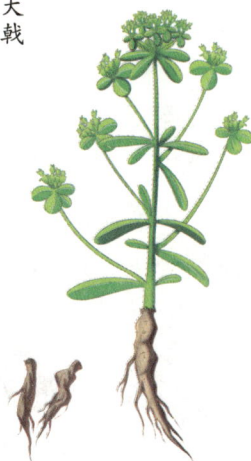

大枣

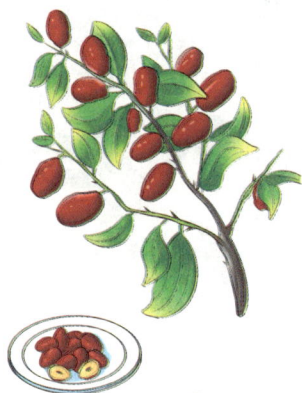

丹参

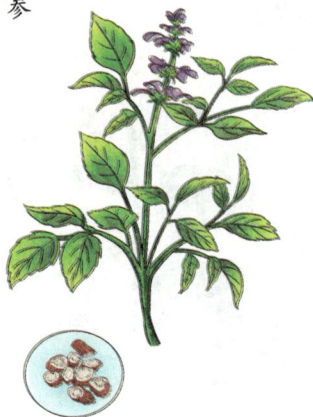

茯苓

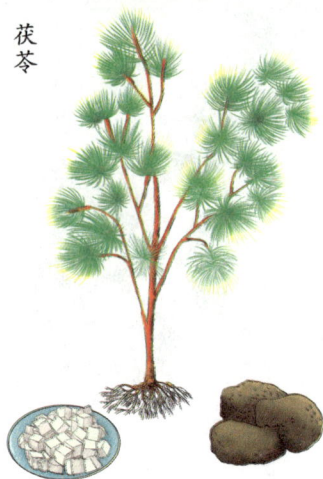

甘草

葛根

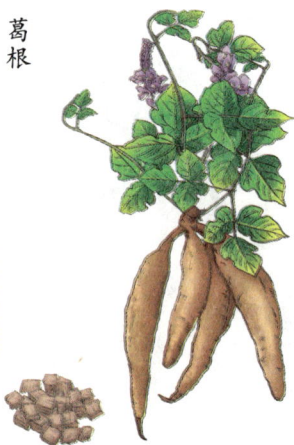

厚朴

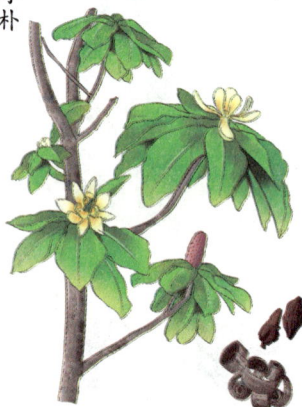

黄连

黄芪

黄芩

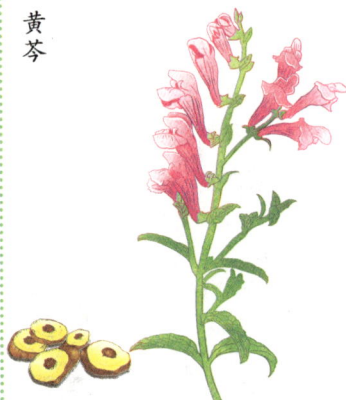

金银花

连翘

麻黄
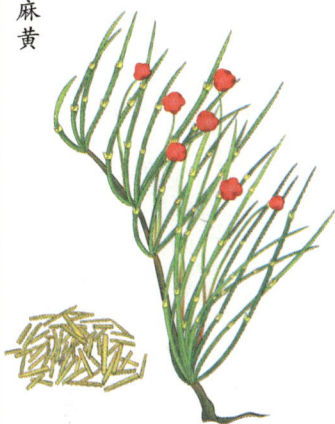

麦冬
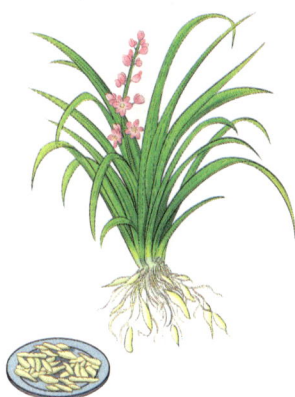

佩兰
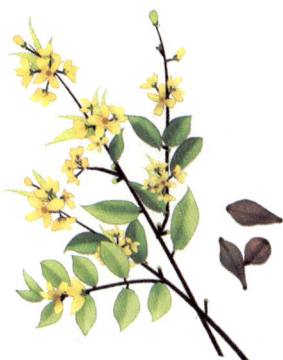
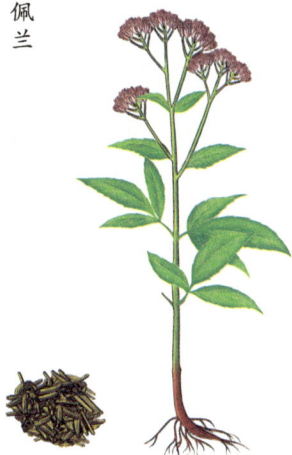

人参
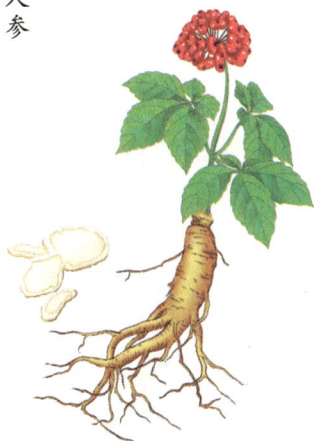

三七
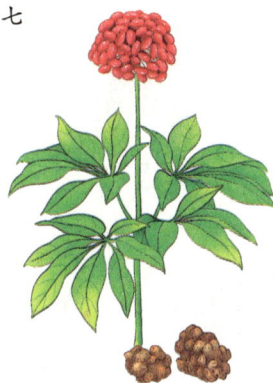

桑寄生
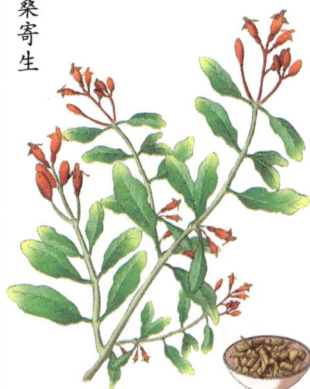

山药
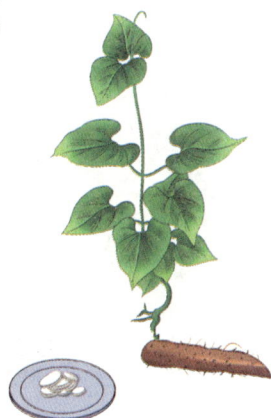

蜀椒

威灵仙

吴茱萸
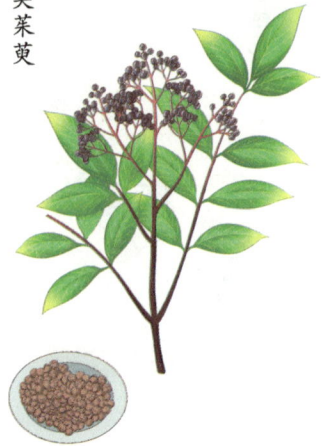

五味子

薏苡仁

淫羊藿
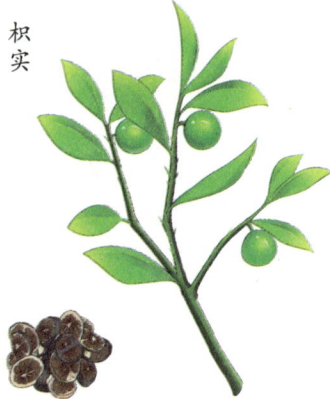

皂荚

泽泻

枳实

前言

张仲景是东汉末年的医学家，建安三神医之一，被后人尊称为"医圣"。

张仲景广泛收集医方，写出了传世巨著《伤寒杂病论》。《伤寒杂病论》是我国第一部从理论到实践、确立辨证论治法则的医学专著，书中确立的"辨证论治"原则，是中医临床的基本原则，也是中医的灵魂所在。该书辗转流散，由后人收集、整理成了《伤寒论》《金匮要略》两书。在方剂学方面，《伤寒论》做出了巨大的贡献，创造了很多剂型，记载了大量有效的方剂。其中确立的六经辨证的治疗原则，备受历代医学家推崇。《金匮要略》是我国现存最早的一部诊治杂病的专著。古今医家对此书推崇备至，将其称为方书之祖、医学之经、治疗杂病的典范。

本书以《伤寒论》和《金匮要略》为蓝本，精选了其中的常见病和实用且有效的方剂，读者可以从六经辨证去了解一些疾病，还有一些杂病的治疗。在编写体例方面，从方源、组成、用法、功用、主治到方解和运用等方面入手，对每个方剂进行了细致介绍，以便读者更好地理解和认识方剂。同时，书中还增设了中医知识讲解板块，帮助读者答疑解惑。另外，为了增加读者对中草药的认识，还设置了常见中草药详解的板块，力求使本书更具实用性和科学性。

需要说明的是，书中所列方剂中的药名由于年代久远，各地品种繁杂，有同药异名和药名不一的现象，使用时请核对。另外，方剂成分中涉及被国家明令禁止的保护动物，如虎骨、犀角等，只是帮助读者理解方剂的原理，但在现实生活中需遵医嘱用其他药物替代。最后，使用本书方剂时一定要因人而异，临床仍须辨证施治、灵活应用。

目 录

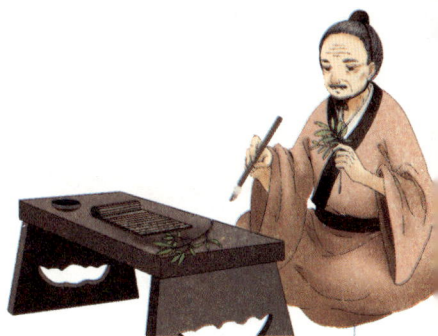

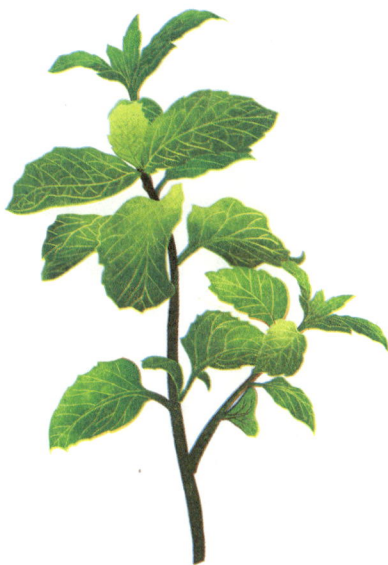

张仲景妙方大全

第三章　少阳病方

第四章　太阴病方

第五章　少阴病方

第六章　厥阴病方

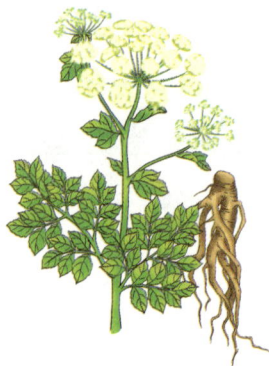

第七章　霍乱病方

第八章　痉湿病方

第九章　百合狐惑病方

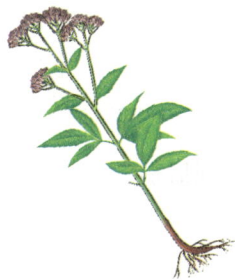

第十章　疟病奔豚气病方

张仲景妙方大全

第十一章　中风历节虚劳病方

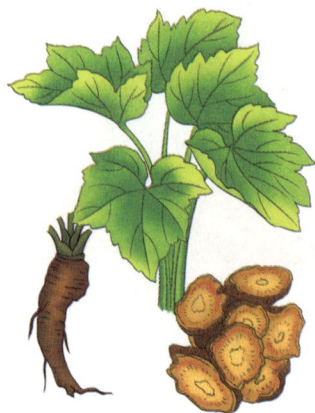

第十二章　肺痿肺痈咳嗽上气病方

第十三章　胸痹心痛短气病方

张仲景妙方大全

第十八章　惊悸吐衄病方

第十九章　呕吐哕病方

第二十章　妇人病肠痈病方

附　录

第一章

太阳病方

太阳病可分为太阳经证和太阳腑证两大证型，其包含足、手二经和膀胱、小肠二腑。太阳病也称为表证，当疾病入侵人体时，正气就会反击，太阳病就出现了。生活中比较常见的太阳病包括太阳伤寒与太阳中风。

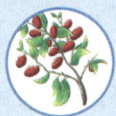

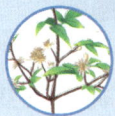

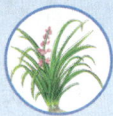

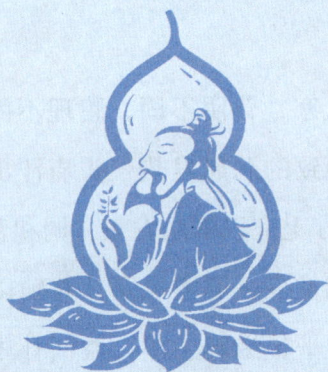

桂枝汤

[方　源]　《伤寒论》："太阳病，头痛，发热，汗出，恶风，桂枝汤主之。"

[组　成]　桂枝（去皮）、芍药、生姜（切）各三两，甘草（炙）二两，大枣（擘）十二枚。

[用　法]　上五味，哎咀三味。用水七升，微火煮取三升，去渣，适寒温，服一升。服已须臾，啜热稀粥一升余，以助药力。温覆令一时许，遍身絷絷，微似有汗者益佳，不可令如水流漓，病必不除。若一服汗出病瘥，停后服，不必尽剂；若不汗，更服依前法；又不汗，后服小促其间，半日许，令三服尽；若病重者，一日一夜服，周时观之。服一剂尽，病证犹在者，更作服；若汗不出，乃服至二三剂。禁生冷、黏滑、肉面、五辛、酒酪、臭恶等物。

[功　用]　解肌发表，调和营卫。

[主　治]　外感风寒表虚证。

[方　解]　本方适用于外感风寒，营阴不固，腠理不固，卫气外泄，肺胃失衡所导致的恶风发热，头痛汗出，鼻鸣干呕等症状。临床治疗上应以解肌发表，调和营卫为主。方中桂枝用于解肌发表，驱散风寒，并辅以芍药益阴敛营。大枣性味甘平，滋脾生津，益气补中。生姜性味辛温，不仅可以帮助桂枝解肌发表，还能起到暖胃止呕的功效。姜、枣二味相合，可以升脾胃之气，调和营卫。

大 枣

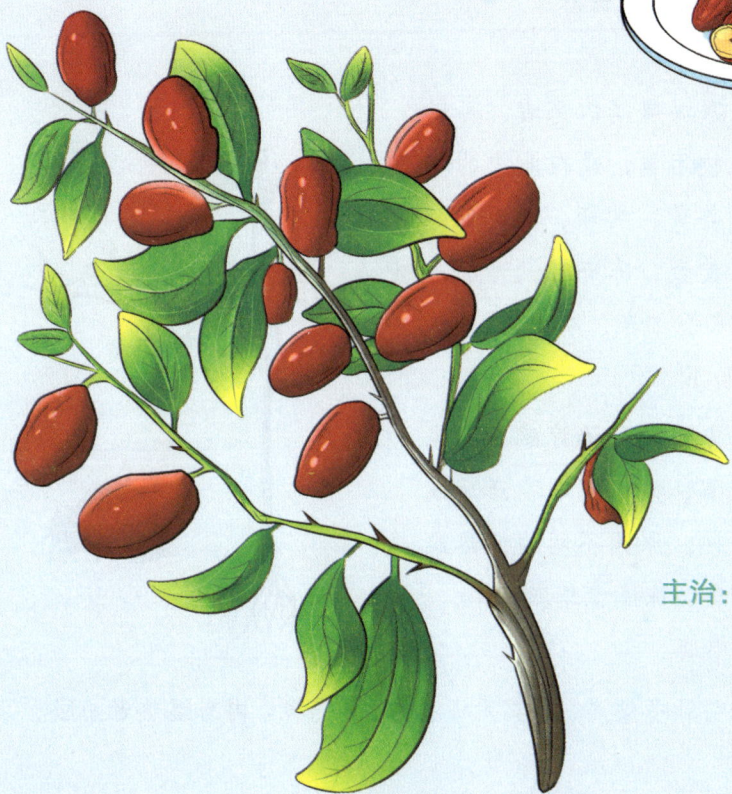

果实

主治：脾虚食少、乏力便溏、妇人脏躁、失眠等。

产地分布： 主要产于河南、山东。

形态特征： 呈椭圆形或球形，表面暗红色，略带光泽，有不规则皱纹。基部凹陷，有短果梗。外果皮薄，中果皮棕黄色或淡褐色，肉质，柔软，富糖性而油润。果核纺锤形，两端锐尖，质坚硬。

功　　效： 补中益气，养血安神。

使用禁忌： 凡湿盛、痰凝、食滞、虫积及齿病者，慎服或禁服。

👉 **运用**

1. 辨证要点

本方是治疗外感风寒表虚证的常剂，以恶风、发热、汗出、脉浮且缓为辨证要点。

2. 加减变化

风寒湿痹痛的患者，可以加重桂枝用量，或在此方的基础上加姜黄、细辛、威灵仙；冬季患皮炎、冻疮者，可加当归、丹参、细辛、鸡血藤。

威灵仙

3. 现代运用

本方常用于治疗感冒、流行性感冒、妊娠呕吐、产后或病后低热、原因不明的低热或多型红斑、冻疮、荨麻疹等。

4. 注意事项

一切汗多烦渴、表实无汗、发热不恶寒、内有湿热者忌服。

桂枝去芍药汤

[方　源] 《伤寒论》："太阳病，下之后，脉促胸满者，桂枝去芍药汤主之。"

[组　成] 桂枝（去皮）、生姜（切）各三两，甘草（炙）二两，大枣（擘）十二枚。

[用　法] 用水七升，煮取三升，去药渣，温服一升。

别　　名：麦门冬、沿阶草。

产地分布：主要产于浙江、河北、四川、陕西等地。

性　　味：性微寒，味甘、微苦。

功效主治：益胃生津，滋阴润肺，清心除烦。可用于治疗阴虚劳嗽，肺燥干咳，肺痈，津伤口渴，消渴，心烦失眠等症。

使用禁忌：湿浊中阻、虚寒泄泻、风寒或寒痰咳喘者忌用。

麦冬

[功　用] 解肌祛风，宣通阳气。

[主　治] 太阳病误下后导致的脉促胸满等症。

[方　解] 本方剂用于太阳病误下，表证未解，邪陷胸中，胸阳受损，所以除表证外，更增胸满、脉促等症。方中用桂枝汤解表，由于芍药酸苦阴柔之性容易导致敛邪不散，碍于胸满，故舍之。方中桂枝、甘草辛甘通阳，甘草、生姜、大枣和中益气、调和营卫，四药相合，既可以解表，又可以起到宣通阳气的作用。

👉 运用

1. 辨证要点

本方以胸中烦闷、脉促、发热、怕风、汗出或不出为辨证要点。

2. 加减变化

郁结发热的患者，可加知母、石膏；脉象急促、口渴的患者，加知母、麦冬；胸痹患者，加薤白、栝楼；恶寒无汗的患者，加麻黄、紫苏叶；恶寒加重，脉象微弱的患者，是胸阳受损、阳虚严重，再加附子，以温经复阳。

3. 现代运用

现代常用于治疗冠心病的胸闷、胸痛症状，风心病的心悸、气短症状，肺心病的心悸症状，体虚型感冒以及妇人产后出汗尤多等症。

4. 注意事项

若已有结胸证或没有太阳中风的阴虚内热、胸阳不振或热盛者忌服。

桂枝加附子汤

[方　源] 《伤寒论》："太阳病，发汗，遂漏不止，其人恶风，小便难，四支微急，难以屈伸者，桂枝加附子汤主之。"

[组　成] 桂枝（去皮）、芍药、生姜（切）各三两，甘草（炙）三两，大枣（擘）十二枚，附子（炮、去皮、破八片）一枚。

[用　法] 以上六药，用水七升，煎煮成三升，去滓，温服一升。

[功　用] 调和营卫，扶阳固表。

[主　治] 手足出汗，胸闷气短，心悸烦躁，怔忡胸满，舌淡苔白，口淡不渴，脉弱。

[方　解] 本方主要用于治疗心阳虚导致的胸闷、胸胁满、烦躁、怔忡等病症。治疗时应以调和营卫，扶阳固表为主。方中桂枝汤具有调和营卫、止汗、解表的功效。添加附子能够温经扶阳，固表止汗。本证中，阳虚与表证同在，治疗时若仅温阳，则容易出现变证；若单单解表，将更导致阳气虚弱，严重者将呕哕、厥利等。所以应温阳与解表同治，桂枝汤与附子汤同用。

👉 运用

1. 辨证要点

本方以舌质淡、苔薄白、心悸、胸闷、手足不温、脉弱或迟为辨证要点。

2. 加减变化

气虚者，可加人参、黄芪以益气温阳；营血虚者，可加当归以和营补血；胸痛者，可加郁金、川芎以活血行血；胸闷者，可加香附、薤白以开胸理气。

3. 现代运用

现代常用于治疗心肌梗死、肠胃型感冒、心律失常、风湿性心脏病、心绞痛、室性早搏、冠心病等。

4. 注意事项

心热证、心阴虚证者慎用。

白芍

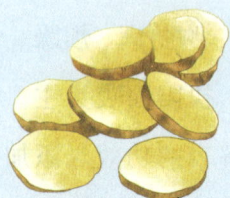

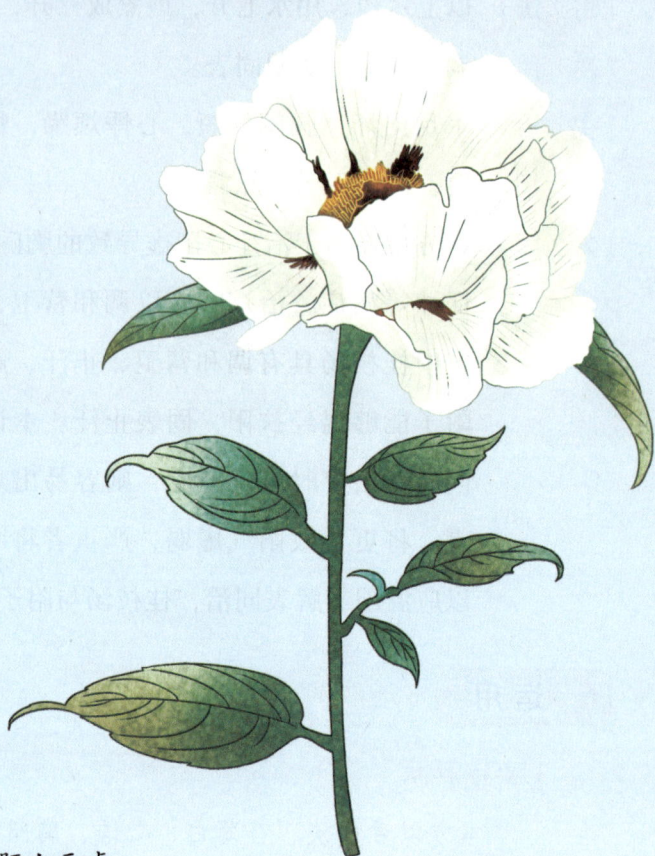

根

主治：主治肝脾不和，肝血亏虚，四肢挛急疼痛，胸胁脘腹疼痛等症。

产地分布：分布于华北、东北、陕西及甘肃等地。

形态特征：根为棕褐色，粗糙，呈圆柱形。茎直立，上部分枝，叶互生。花数朵生长于茎顶及叶腋，花瓣为白色，气芳香，味微苦涩。

功　　效：养血调经，敛阴止汗，柔肝止痛，平抑肝阳。

使用禁忌：白芍性寒，阳虚汗出、气虚自汗者忌用。白芍有抑制中枢神经的功效，昏迷患者忌服。

桂枝二麻黄一汤

[方　源]　《伤寒论》："服桂枝汤，大汗出，脉洪大者，与桂枝汤如前法。若形似疟，一日再发者，汗出必解，宜桂枝二麻黄一汤。"

[组　成]　桂枝（去皮）一两十七铢，芍药、生姜（切）各一两六铢，甘草（炙）一两二铢，麻黄（去节）十六铢，杏仁（去皮尖）十六个，大枣（擘）五枚。

[用　法]　以上七味药，用水五升，先煮麻黄，煮开一二沸，去除浮沫，再纳入其他药材，煮取二升，去滓，温服一升，日再服。

干　姜

别　　名：白姜、均姜。

产地分布：分布于我国东南部、西南部、中部各地。

性　　味：性热，味辛。

功效主治：温中散寒，回阳通脉，温肺化饮。可用于治疗寒饮咳喘、脘腹冷痛、呕吐等。

使用禁忌：血热妄行、阴虚内热者忌用。

[功　用]　解肌散邪，调和营卫。

[主　治]　主治发热，恶风寒，形似疟状，一日再发，汗出，头痛等病症。

[方　解]　本方常用于治疗风寒入侵肌表营卫导致的发热、恶风寒、头痛、汗出等病症，治疗时应以解肌散邪、调和营卫为主。方中桂枝用量大于麻黄，主要发挥调和营卫的功效。白芍用量大于麻黄，既发汗透邪，又补益营气。杏仁与麻黄、桂枝合用，可调和肺气，职司营卫；甘草、生姜、大枣，均有补益中气的功效，可共同调和营卫。桂枝与白芍合用，一卫一营；麻黄、桂枝与白芍合用，一散一收；桂枝、白芍、麻黄合用，散邪补益的同时，又不易损伤正气。七药相合，共同发挥解肌散邪、调和营卫之功。

👉 运用

1.辨证要点

临床应用上以头痛、发热、恶寒、汗出、苔薄白、脉浮为辨证要点。

2.加减变化

若咳嗽，可加款冬花、紫菀；若项强，可加羌活、葛根；若咽部疼痛，可加牛蒡子、桔梗；若胸闷，则加枳实、柴胡。

3.现代运用

现代常用于治疗支气管肺炎、支气管炎、感冒、流行性感冒、皮肤病、过敏性疾病等。

葛 根

根

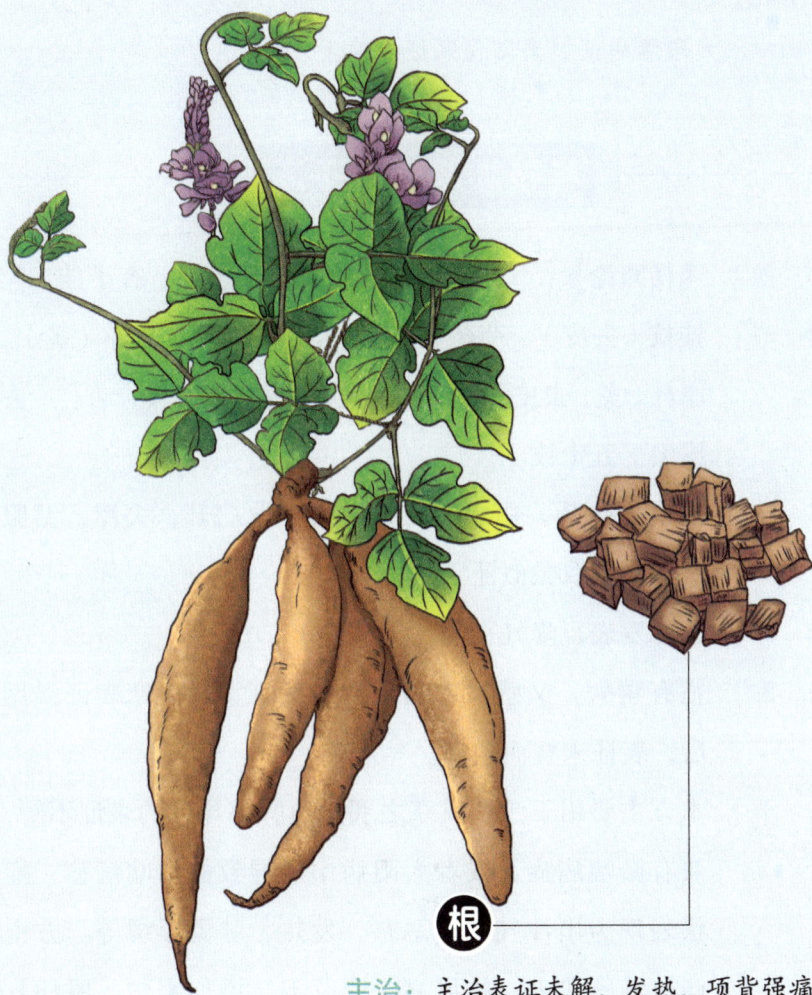

主治： 主治表证未解，发热，项背强痛，
热病口渴，阴虚消渴，麻疹不透
等症。

产地分布： 除西藏、新疆外，全国各地均有分布。

形态特征： 块根呈圆柱状，表皮为灰黄色，内部粉质。藤茎基部粗壮，上
部有分枝，植株全被黄褐色粗毛。叶互生，具长柄。

功　　效： 解肌退热，生津止渴，透疹，升阳止泻，通经活络，解酒毒。

使用禁忌： 胃寒呕吐者慎服，虚寒者忌服。

4. 注意事项

太阳温病证、太阳伤寒证者慎用。

桂枝加厚朴杏子汤

[方　源]《伤寒论》:"喘家,作桂枝汤,加厚朴、杏子佳。"

[组　成] 桂枝(去皮)、芍药、生姜(切)各三两,甘草(炙)、厚朴(炙、去皮)各二两,大枣(擘)十二枚,杏仁(去皮尖)五十枚。

[用　法] 以上七味药,用水七升,微火煮取三升,去滓,温服一升,覆取微似汗。

[功　用] 解肌发表,降气平喘。

[主　治] 宿有喘病,又感风寒而患桂枝汤证,或风寒表证误用后,表证未解而微喘。

[方　解] 本方主要用于治疗风寒之邪压迫肺部导致的表证不解,兼有微喘病症,或者太阳病中风导致的宿喘病症,症状表现为出汗气喘、恶寒、发热、脉象浮缓等。方中桂枝汤解肌表,祛风寒,调营卫,添加杏仁、厚朴具有降气平喘的功效。七药相合,共达解肌发表、降气平喘的功效。

👉 运用

1. 辨证要点

本方以出汗、气喘、恶风、发热、脉浮缓、苔薄为其辨证要点。

2. 加减变化

气喘不平的患者，加葶苈子、紫苏子；胸闷气憋的患者，加栝楼皮、郁金；痰多如泡沫的患者，与三子养亲汤合用；痰黄黏稠的患者，加黄芩、桑白皮；痰不易被咳出的患者，加桔梗、前胡。

3. 现代运用

现代常用于治疗感冒并发肺炎、支气管哮喘、冠心病、胃溃疡等。

4. 注意事项

下后利不止而大喘者忌用；发热、出汗、气喘兼下利者忌服；太阳病下后，气喘或太阳病已罢者忌用；太阳病，有汗之喘兼喜冷现象者忌用；太阳病，无汗但喘者忌服。

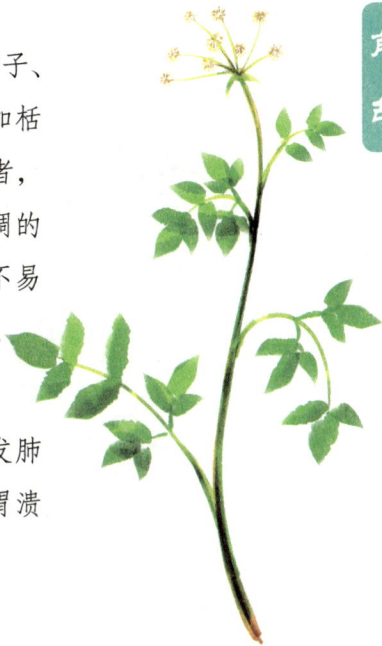

前胡

芍药甘草汤

[方　源]　《伤寒论》："若厥愈足温者，更作芍药甘草汤与之，其脚即伸。"

[组　成]　白芍药、甘草（炙）各四两。

[用　法]　以上两味药，用水三升，煮取一升五合，去滓，分温再服。

[功　用]　调和肝脾，缓急止痛。

[主　治]　伤寒脉浮，微恶寒，心烦出汗，小便数，脚挛急者。

甘 草

根

主治： 主要用于心虚悸动，
脾虚倦怠，咳嗽气
喘，痈疽喉痹等症。

产地分布： 主产于内蒙古、甘肃、黑龙江等地。

形态特征： 根及根茎粗壮，皮红棕色。茎直立，有白色短毛和刺毛状腺体，
木质。花冠蓝紫色，旗瓣大，无毛，卵圆形。荚果呈镰刀状或
环状弯曲，外面密被刺毛状腺体。种子为肾形。

功　　效： 补脾益气，清热解毒，祛痰止咳，缓急止痛，调和诸药。

使用禁忌： 不宜与海藻、京大戟、红大戟、甘遂、芫花同用。湿盛而胸腹
胀满者忌用。

兼治腹中不和之痛。

[方　解] 本方主要用于治疗阴血不足，津液受损，筋脉失濡所导致的心烦出汗，小便数，脚挛急等病症。治疗时应以缓急止痛、调和肝脾为主。方中芍药酸寒、养血敛阴，甘草甘温、和中缓急、健脾益气，二药相合，使筋脉得养、阴液得复、足胫伸展自如，具有柔筋止痛的功效。

👉 运用

1.辨证要点

本方以呕逆，胸中急迫有痛为辨证要点。

2.加减变化

肢体厥冷、胸胁苦满、腹部胀满的患者，可加柴胡、枳壳；腰部扭伤，疼痛严重的患者，可加桂枝、细辛、麻黄；腹部疼痛，有便血的患者，可加黄芩；腹部时而又冷又痛的患者，可加干姜、肉桂；发作急性泌尿道结石，疼痛难以忍受的患者，可加当归、牛膝、柴胡、川芎、枳实等。

3.现代运用

现代常用于治疗血虚津伤导致的胃痉挛、肋间神经痛、腹部疼痛、腓肠肌痉挛、坐骨神经痛、十二指肠溃疡、胃肠神经官能症、妇科炎性腹痛、颈椎综合征、痛经、萎缩性胃炎、急性乳腺炎等类属肝脾失调，阴血亏虚的患者。

4.注意事项

大便不成形而无腹痛者、肌肉松软者慎服。

麻黄汤

[方　源] 《伤寒论》："太阳病，头痛发热，身疼腰痛，骨节疼痛，恶风无汗而喘者，麻黄汤主之。"

[组　成] 麻黄（去节）三两，桂枝（去皮）二两，甘草（炙）一两，杏仁（去皮尖）七十个。

[用　法] 以上四味药，用水九升，先煮麻黄，减二升，去上沫，内诸药，煮取二升半，去滓，温服八合。覆取微似汗，不须啜粥，余如桂枝法将息。

[功　用] 辛温发汗，宣肺平喘。

[主　治] 外感风寒表实证。恶寒发热，头身疼痛，无汗而喘，舌苔薄白，脉浮紧等。

别　　名：薏米。

产地分布：我国全国大部分地区均有分布。

性　　味：性凉，味甘、淡。

功效主治：除痹，排脓，利水渗湿，健脾止泻，解毒散结。可用于治疗小便不利，脾虚泄泻，水肿，脚气，湿痹拘挛，肺痈，肠痈等症。

使用禁忌：孕妇慎用。

薏苡仁

[方 解] 本方常用于治疗肺气失宣、外感风寒所导致的无汗、头身痛、恶寒、发热等病症。治疗时应以宣肺平喘、解表发汗为主。方中麻黄解表发汗祛寒，宣肺平喘降气。桂枝解肌祛风，并协助麻黄解表发汗。二者搭配，具有辛温发汗的功效。杏仁降肺气，协助麻黄平喘。炙甘草具有调和诸药的功效。四药相合，共达宣肺平喘、辛温发汗的功效。

👉 运用

1. 辨证要点

本方为治疗外感风寒表实证的基础方剂。以无汗而喘、恶寒发热、脉浮紧为辨证要点。

2. 加减变化

有湿邪兼骨节酸痛的患者，可加苍术、薏苡仁以祛风除湿；痰多咳嗽、喘急胸闷、表证不严重的患者，可去桂枝，加半夏、紫苏子以止咳化痰平喘；鼻塞流涕严重的患者，可加苍耳子、辛夷以宣通鼻窍；兼有里热证的口干、烦躁的患者，酌加黄芩、石膏以清泻郁热。

3. 现代运用

现代常用于治疗小儿高热、流行性感冒、感冒、支气管哮喘、急性支气管炎等。

4. 注意事项

本方剂为辛温发汗的有效方剂，不可过量服用，以免因发汗过多而伤人正气。

麻黄杏仁甘草石膏汤

[方　源] 《伤寒论》："发汗后，不可更行桂枝汤。汗出而喘，无大热者，可与麻黄杏仁甘草石膏汤。"

[组　成] 石膏（碎，绵裹）半斤，麻黄（去节）四两，甘草（炙）二两，杏仁（去皮尖）五十个。

[用　法] 以上四味药，用水七升，先煮麻黄，减二升，去上沫，内诸药，煮取二升，去滓，温服一升。

[功　用] 辛凉宣泄，清肺平喘。

[主　治] 外感风邪，邪热壅肺证。

[方　解] 本方主要用于治疗表邪已解，邪热壅肺所导致的发热、汗出而喘等病症。方用麻黄配石膏，清宣肺中郁热而平喘；杏仁宣降肺气，协麻黄以治喘；甘草和中缓急，具有调和诸药的功效。四药相合，共奏辛凉宣泄、清肺平喘的功效。

👉 运用

1. 辨证要点

本方以口渴脉数、身热喘急为辨证要点。

2. 加减变化

肺热严重的患者，蒸迫津液，固然有汗，若津液大伤，就会微微有汗或是不出汗，此时可加重石膏用量，或加芦根、知母、炙桑皮一类药物；无

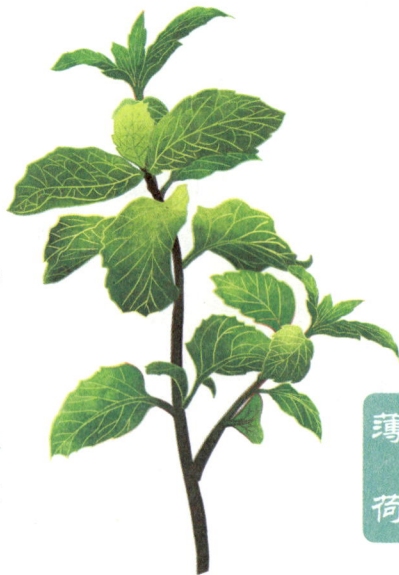

薄荷

汗却发现恶寒的患者，应酌加解表类的药物，如薄荷、淡豆豉等。

3. 现代运用

现代常用于治疗感冒、上呼吸道感染、急性支气管炎、肺炎、支气管哮喘等。

4. 注意事项

本方和麻黄汤皆治疗身热而喘之证，但本方主治风热实喘，麻黄汤主治风寒实喘，一热一寒，不能混淆。

甘草干姜汤

[方　源]《伤寒论》："伤寒脉浮，自汗出，小便数，心烦，微恶寒，脚挛急，反与桂枝汤欲攻其表，此误也。得之便厥，咽中干，烦躁，吐逆者，作甘草干姜汤与之，以复其阳。"

[组　成] 甘草（炙）四两，干姜（炮）二两。

[用　法] 以上二味药，用水三升，煎至一升五合，去渣滓，分温再服。

[功　用] 温中复阳。

[主　治] 脾胃阳虚，口不渴，烦躁吐逆，手足不温，咳唾痰稀，老年虚弱性尿频，眩晕短气等。

[方　解] 本方主要用于治疗脾胃阳虚、口不渴、烦躁吐逆等病症，治疗时应以复阳为主。方中炙甘草补中益气，干姜温中复阳，二药相合，辛甘合化为阳，共奏复中焦之阳气的功效。甘草用量较大，甘胜于辛，能使中阳得复，厥回足温。

👉 运用

1. 辨证要点

本方以腹泻清稀、胃脘冷痛、身虚食少、苔白脉迟为辨证要点。

2. 加减变化

胃寒明显者，可加肉桂、附子以温复阳气；呕吐者，可加陈皮、半夏以降逆止呕；大便溏者，可加莲子肉、扁豆以健脾止泻。

3. 现代运用

现代常用于治疗慢性胃炎、慢性气管炎、胃及十二指肠溃疡、慢性结肠炎等症。

4. 注意事项

实热者慎用。

陈皮

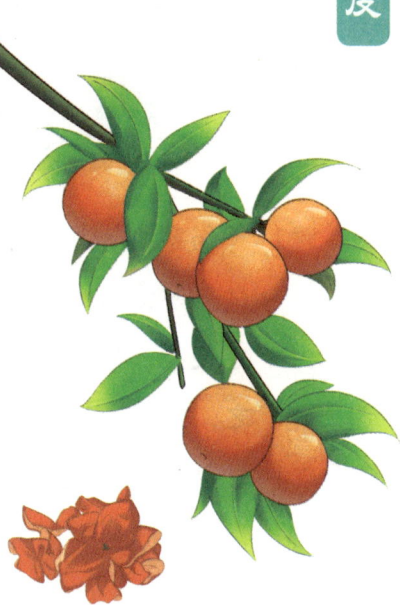

第二章

阳明病方

阳明病统括经、腑二证，主要有足、手二经与胃、大肠二腑。阳明病以躁烦实证为特征，共有三种成因。第一，治疗因素。催吐、发汗、利小便太过，损伤津液，或发汗不彻底，邪不外解，都可以造成阳明病。第二，体质因素。平时胃肠偏热，津液不足，加之夹有宿食，形成肠腑燥实证。第三，病邪因素。通过感受温热之邪、风寒之邪化热化燥，容易形成胃肠干燥。

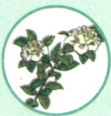

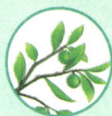

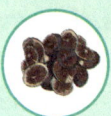

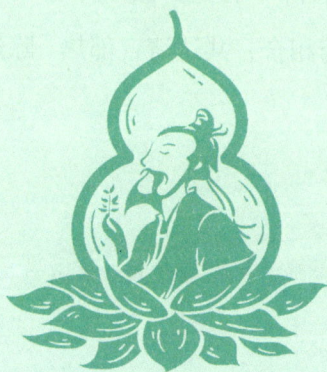

栀子豉汤

[方　源]　《伤寒论》："阳明病，脉浮而紧，咽燥口苦，腹满而喘，发热汗出，不恶寒，反恶热，身重。若发汗则躁，心愦愦反谵语；若加烧针，必怵惕烦躁，不得眠。若下之，则胃中空虚，客气动膈，心中懊侬。舌上苔者，栀子豉汤主之。"

[组　成]　栀子（擘）十四枚，香豉（绵裹）四合。

[用　法]　以上二味药，用水四升，先煮栀子，至二升半，放入香豉，煮取一升半，去药渣，分二服，温进一服，得吐者，止后服。

[功　用]　清宣郁热，泄热除烦。

[主　治]　热郁胸膈证。

[方　解]　本方主要用于治疗热扰胸膈导致的躁动不安，身热懊侬，心烦失眠以及心中窒塞等病症。方中栀子性寒味苦，清泄三焦，泄热除烦，降中有宣；豆豉体轻气寒，水升火降，寒温协调。二药相合，共达清宣郁热、除烦的功效。

👉 运用

1. 辨证要点

本方以发热、虚烦不得眠、舌红苔微黄、脉微数为辨证要点。

2. 加减变化

口苦、口干、舌红苔黄等里热盛行的患者，可加黄芩、连翘、芦根；外感热病，热在气分而表邪没有解除的患者，可加薄荷、牛蒡子辛凉解表药。

栀 子

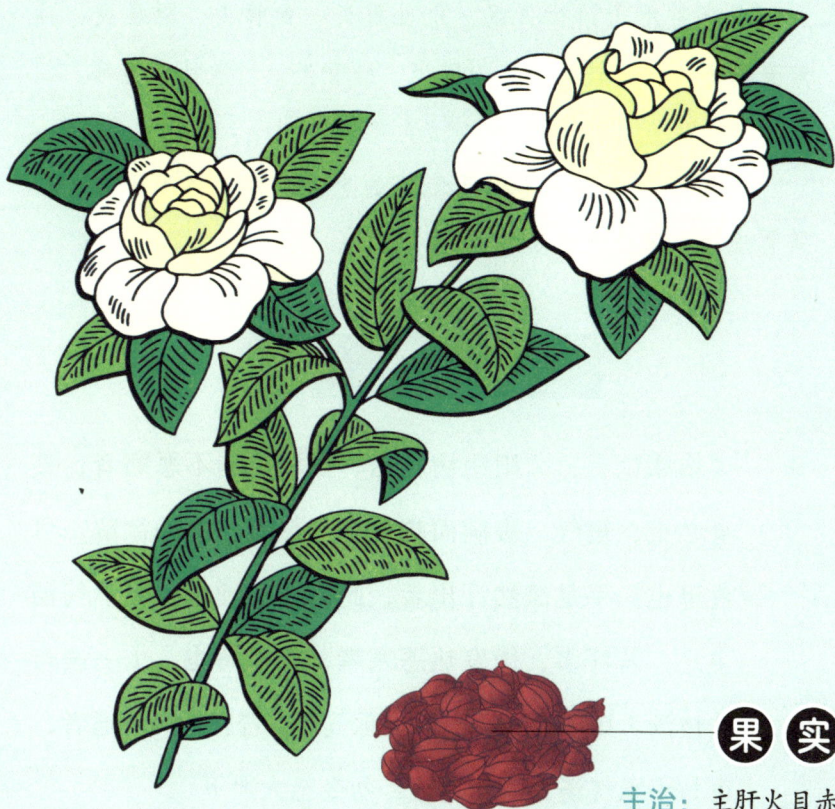

果 实

主治：主肝火目赤、热病心烦等症。

产地分布：分布于西南、中南及安徽、江苏、浙江、江西、福建等地。

形态特征：小枝为绿色，幼时被毛，后近无毛。花大，顶生或腋生，具有短梗，极芳香。叶片为椭圆形、倒披针形或倒卵形，革质。果实呈倒卵形或长椭圆形，深黄色。种子多数，呈扁椭圆形，为鲜黄色。

功　　效：清热利湿，泻火除烦，凉血解毒；外用消肿止痛。

使用禁忌：脾虚便溏者慎服。

3. 现代运用

现代常用于治疗失眠、急性胃炎、食管炎、胆囊炎、神经衰弱等。也可辅助治疗心肌炎、脉管炎、过敏性紫癜等。

4. 注意事项

大便溏者忌用（不得已使用的患者，需要搭配干姜）。脾胃虚冷、惧冷食者忌用。

小承气汤

[方　源]　《伤寒论》："阳明病脉迟，虽汗出，不恶寒者，其身必重，短气，腹满而喘，有潮热者，此外欲解，可攻里也。手足濈然汗出者，此大便已硬也，大承气汤主之。若汗多，微发热恶寒者，外未解也，（一法与桂枝汤）其热不潮，未可与承气汤；若腹大满不通者，可与小承气汤，微和胃气，勿令至大泄下。"

[组　成]　大黄（酒洗）四两，厚朴（去皮，炙）二两，枳实（大者，炙）三枚。

[用　法]　以上三味药，用水四升，煮取一升二合，去滓，分温二服，初服汤当更衣，不尔者，尽饮之，若更衣者，勿服之。

[功　用]　轻下热结。

[主　治]　阳明腑实轻证。

[方　解]　本方主治阳明腑实，痞满严重导致的潮热心烦、发热汗多、大便秘结、谵语等病症。方中大黄泄热去实；

厚朴与枳实相配，具有消痞除满的功效。三药相合，共达轻下热结的功效。

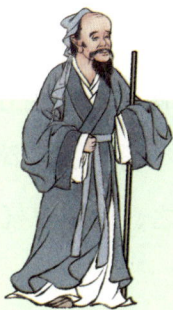

·中医小智囊·

小承气汤侧重于胀满痞实，大便不畅而燥屎将结之际，与调胃承气汤不同，虽有燥热，但痞满不甚。又与大承气汤之硝、黄、枳、朴皆用不同，是属于燥实痞满坚全有的类型，所以在后世，人们将小承气汤称为和下剂。

👉 运用

1. 辨证要点

本方以汗出、不大便或大便硬、谵语或潮热、舌质红、苔黄、脉沉为用方辨证要点。

2. 加减变化

恶心的患者，可加陈皮、竹茹来降泄浊逆；口渴的患者，可加石膏、芦根以清热生津；心烦的患者，可加知母、栀子以清心除烦。

3. 现代运用

现代常用于治疗头昏脑涨、失眠、口干舌燥、长期便秘、腹痛、腹胀气等。

4. 注意事项

脾胃阴虚证、脾胃虚弱证者慎用。

调胃承气汤

[方　源]《伤寒论》："阳明病，不吐不下，心烦者，可与调胃承气汤。"

[组　成]大黄（去皮、清酒洗）四两，甘草（炙）二两，芒硝半升。

[用　法]以上三味药，切，用水三升，煮二物成一升，去渣滓，内入芒硝，更上火微煮，令沸，温顿服之，以调胃气。

[功　用]缓下热结。

[主　治]大便不通，口渴心烦，蒸蒸发热，或腹满疼痛，或谵语呕吐，胃肠热盛导致的发斑吐衄、咽喉肿痛等。

[方　解]本方主要用于治疗阳明腑实，燥实偏重导致的发热、出汗、口渴、心烦等症。方中大黄苦寒，泻火通结；芒硝咸寒，润燥软坚，泻热通便；甘草甘缓和中，益气养胃。三药合用，共达泻热润燥、软坚通便的功效。本方剂的服用方法有两种，如果主治泻热，则"少少温服之"；如果主治通便，则"温顿服之"。

👉 运用

1. 辨证要点

本方以大便不通、舌质红、苔黄厚、口渴心烦、脉实为辨证要点。

2. 加减变化

心烦的患者，可加黄连、竹叶以清热除烦；腹胀满的患者，

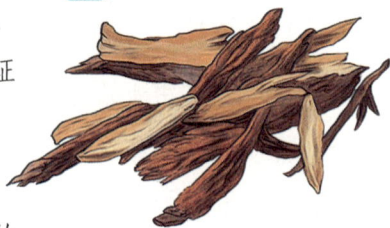

黄连

可加厚朴、枳实以行气消胀；腹部疼痛的患者，可加郁金、白芍以活血缓急止痛。

3. 现代运用

现代常用于治疗急慢性胆囊炎、急慢性胰腺炎、急慢性胃肠炎、结肠炎、细菌性痢疾、痔疮等。

4. 注意事项

脾胃阴虚证、脾胃虚弱证者慎服。

栀子檗皮汤

[方　源]　《伤寒论》："伤寒身黄发热者，栀子檗皮汤主之。"

[组　成]　黄檗二两，甘草一两，栀子十五个。

[用　法]　以上三味药，用水四升，煮取一升半，去渣滓，分温再服。

[功　用]　清热利湿退黄。

[主　治]　身黄，发热。

[方　解]　本方常用于治疗小便黄赤、伤寒黄疸发热等病症，治疗时应以清热利湿、和中为主。方中栀子清湿热，泻火，黄檗清热除燥湿，二药相合，具有清热利湿的功效；炙甘草和中补脾，可以缓解栀子、黄檗的苦寒。本方用药虽简，但针对性强、见效更快。

👉 运用

1. 辨证要点

本方以小便短、黄、赤如茶色，目、身黄如橘色，兼有腹部胀满、便溏、发热、口干、胁痛口苦、舌苔黄腻、脉弦而数者为辨证要点。

2. 加减变化

湿热严重的患者，可加龙胆草、黄芩以清热泻火燥湿；胁肋胀痛的患者，可加川楝子、郁金、枳壳以疏肝、理气、止痛；大便秘结的患者，可加生大黄、枳实以泻火通便；黄疸严重的患者，可加田基黄、茵陈以利湿退黄；热证严重的患者，可加生甘草。

3. 现代运用

现代常用于细菌性痢疾、钩端螺旋体病、血小板减少性紫癜、急性肾盂肾炎、急性黄疸型肝炎、皮肤病等病症。

4. 注意事项

黄疸初起兼有表证及阳黄湿重热轻的患者忌用。

别　　名：鹅眼枳实。

产地分布：产于四川、湖南、湖北、江苏等地。

性　　味：性微寒，味苦、辛、酸。

功效主治：破气消积、化痰除痞。治疗胃下垂、低血压病、子宫脱垂、消化不良、胸痹疼痛、湿热泻痢、气滞胸胁疼痛、产后腹痛等。

使用禁忌：脾胃虚弱者及孕妇慎用。

枳实

白虎汤

[方　源] 《伤寒论》："三阳合病，腹满身重，难以转侧，口不仁而面垢，谵语遗尿，发汗则谵语，下之则额上生汗，手足逆冷。若自汗出者，白虎汤主之。"

[组　成] 石膏(碎)一升，知母六两，甘草(炙)二两，粳米六合。

[用　法] 以上四味药，用水一斗，煮米熟汤成，去滓，温服一升，日三服。

[功　用] 清热泻火，生津除烦。

[主　治] 阳明气分热盛证。

[方　解] 本方主要用于治疗热邪充斥表里，一身大热，口渴甚，脉洪大等病症。方中石膏味辛甘，性大寒，可散阳明独胜之热；知母性寒味苦质润，可助石膏清阳明胃热，从三焦而解；石膏与知母相搭配，可以加强清热生津的功效；粳米、炙甘草生津益胃，避免大寒伤中；炙甘草调和诸药。四药相合，共达润燥清热、和中滋养的功效。

👉 运用

1. 辨证要点

临床以身大热、出大汗、口渴甚、脉洪大为辨证要点。

2. 加减变化

消渴病见烦渴引饮，属胃热者，可加天花粉、芦根、麦冬以加强清热生津之效；气血两燔，引发肝风，见神志混乱、抽搐的患者，加水牛角、羚羊角以凉肝祛风；兼有阳明腑实证，见大便秘结、神志混乱、小便赤涩的患者，加芒硝、大黄以祛热攻积。

3. 现代运用

现代常用于治疗感染性疾病，如流行性感冒、大叶性肺炎、流行性乙型脑炎、牙龈炎以及糖尿病、风湿性关节炎等。

4. 注意事项

血虚发热、脉洪不胜重按的患者，脉象浮细、沉的患者，表证未解的发热无汗、口不渴的患者，真寒假热的阴盛格阳证的患者，都不能误用。

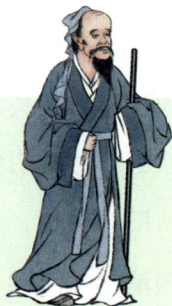

·中医小智囊·

流行性乙型脑炎简称乙脑，又称日本脑炎。该病是由乙型脑炎病毒引起的中枢神经系统急性传染病。患者患病后会出现高热、意识障碍、抽搐、病理反射等，有很高的病死率。该病可经蚊虫传播，夏秋季多发，主要分布于亚洲。

第三章
少阳病方

少阳病的证候与相关脏腑经络的病理变化密切相关。少阳包含手少阳三焦经和足少阳胆经，如果人体气血阳气卫外无力，邪犯少阳，在半表半里之间，就会导致少阳病。

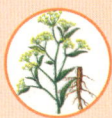

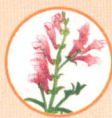

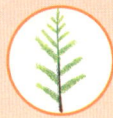

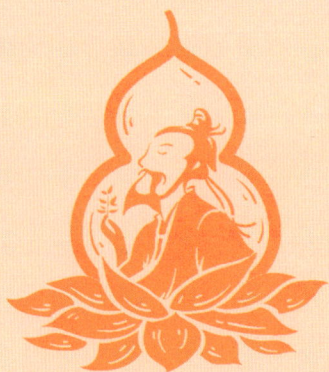

柴胡桂枝汤

[方　源]　《伤寒论》："伤寒六七日，发热微恶寒，肢节烦疼，微呕，心下支结，外证未去者，柴胡桂枝汤主之。"

[组　成]　柴胡四两，桂枝（去皮）、芍药、黄芩、人参、生姜（切）各一两半，甘草（炙）一两，半夏（洗）二合半，大枣（擘）六枚。

[用　法]　以上九味药，用水七升，煮取三升，去药渣，温服一升。

[功　用]　和解少阳，兼以解表。

[主　治]　外感风寒，发热自汗，微恶寒，或寒热往来，鼻鸣干呕，头痛项强，胸胁痛满，脉弦或浮大。

[方　解]　本方主要用于治疗少阳兼表之证，其病症除微呕、心下支结等少阳证外，还有微恶寒、发热、肢节烦疼等太阳证。本方为少阳、太阳表里双解之轻剂，取小柴胡汤、桂枝汤各半量，合剂制成。桂枝汤调和营卫，以解太阳在表之邪；小柴胡汤疏解少阳之邪，以利枢机，可治半表半里。

👉 运用

1. 辨证要点

本方以腹痛、发热恶寒、出汗、恶心纳呆、头疼身痛、心烦、胸胁苦满为辨证要点。

柴 胡

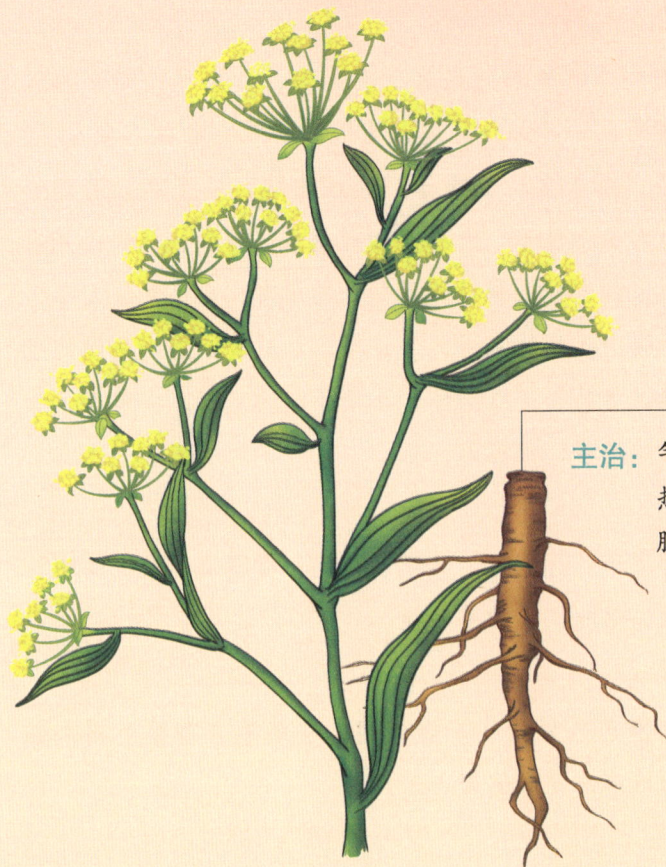

根

主治：气虚下陷，表证发热，肝郁气滞，脏器脱垂之症。

产地分布：北柴胡主产于河北、河南、辽宁。南柴胡主产于湖北、江苏、四川。

形态特征：北柴胡根外观呈圆柱形或长圆锥形，根头部较为膨大，顶端残留少量茎基以及短纤维状叶基，下部有分枝。表面颜色为黑褐色或浅棕色，布有纵皱纹、支根痕和皮孔。质地坚硬且具韧性，不易折断，断面呈纤维性，皮部呈浅棕色，木部为黄白色。

南柴胡根较细，呈圆锥形，顶端存在多数细毛状枯叶纤维，下部多不分枝，或仅有少量分枝。表面为红棕色或黑棕色，在靠近根头部位置具密集的细密环纹。质地稍软，易折断，断面略平坦，无纤维性。

功　　效：疏散退热，疏肝解郁，升举阳气。

使用禁忌：阴虚火旺、肝风内动、阴虚阳亢及气机上逆者忌服或慎服。

2.加减变化

口不渴，外有微热的患者，去人参，加肉桂；妇女热入血室、热伤阴血，可加牡丹皮、生地；咳嗽的患者，去人参、大枣、生姜，加干姜、五味子；瘀血内结，少腹部胀满疼痛的患者，去人参、甘草、大枣，加延胡索、归尾、桃仁；兼有寒冷的患者，加肉桂；胸烦却不呕吐的患者，去半夏、人参，加栝楼根；腹中疼痛的患者，去黄芩，加芍药；胁下痞硬的患者，去大枣，加牡蛎；心下悸、小便不利的患者，去黄芩，加茯苓；气滞的患者，加香附，郁金。

3.现代运用

现代常用于治疗喘证、痹证、胁痛、胃脘痛、太少同感、发热、咳嗽、呕吐、水肿等病症。

4.注意事项

外感病邪已入里或在表者慎用。疟疾患者需要用到本方剂时，应加抗疟药同时使用。

柴胡桂枝干姜汤

[方　源]　《伤寒论》："伤寒五六日，已发汗而复下之，胸胁满微结，小便不利，渴而不呕，但头汗出，往来寒热，心烦者，此为未解也，柴胡桂枝干姜汤主之。"

[组　成]　柴胡半斤，栝楼根四两，桂枝（去皮）、黄芩各三两，干姜、牡蛎（熬）、甘草（炙）各二两。

[用　法]　以上七味药，用水一斗二升，煮取六升，去掉药渣，再煎取三升，温服一升，日三服。初服微烦，再服汗出便愈。

[功 用] 和解少阳，温化水饮。

[主 治] 渴而不呕，胸胁满微结，小便不利，头部出汗，往来寒热，心烦；也治疗疟疾热少寒多或但寒不热病症。

[方 解] 柴胡桂枝干姜汤为小柴胡汤的一个变方，由小柴胡汤去半夏、人参、大枣、生姜，加干姜、桂枝、牡蛎、栝楼根而成，用于治疗少阳病兼水饮内结之证导致的小便不利，胸胁满微结，心烦，往来寒热，渴而不呕等证。方中柴胡、黄芩能解少阳之邪；栝楼根、牡蛎能逐饮开结；桂枝、干姜、炙甘草能振奋中阳，温化寒饮。

👉 运用

1. 辨证要点

本方主治少阳伤寒证寒热往来，胸胁满微结，枢机不和，兼见寒阻中焦。以胸胁满、寒热往来为辨证要点。

2. 加减变化

口苦严重的患者，减少干姜用量，加重黄芩用量；便溏严重的患者，减少黄芩用量，加重干姜用量。

3. 现代运用

现代用于治疗疟疾、发热、胃痛、胁痛等症。

4. 注意事项

少阳病兼有阳明实热的，应服大柴胡汤；若兼有太阴虚寒的，则必须用本方。

黄芩汤

[方　源]　《伤寒论》："太阳与少阳合病，自下利者，与黄芩汤；若呕者，黄芩加半夏生姜汤主之。"

[组　成]　黄芩三两，芍药、甘草（炙）各二两，大枣（擘）十二枚。

[用　法]　以上四味药，用水一斗，煮取三升，去药渣，温服一升，日服二次。

[功　用]　清热坚阴，缓急止利。

[主　治]　太阳、少阳二经合病下利。

[方　解]　本方主要用于治疗津液下趋，热迫大肠导致的里急后重，腹痛，利下赤白等病症。方中黄芩苦寒，清热，坚阴止利；白芍酸寒，益阴和营，土中伐木；甘草、

别　　名：腐肠、黄文、妒妇。

产地分布：分布于河北、山东、河南、山西、东北、内蒙古、陕西、甘肃等地。

性　　味：性寒，味苦。

功效主治：具有泻火解毒、清热燥湿、止血安胎的功效，可用于治疗湿温、暑湿、胸闷呕恶、黄疸泻痢、肺热咳嗽、痈肿疮毒等病症。

使用禁忌：黄芩苦寒伤胃，脾胃虚寒者不宜食用。

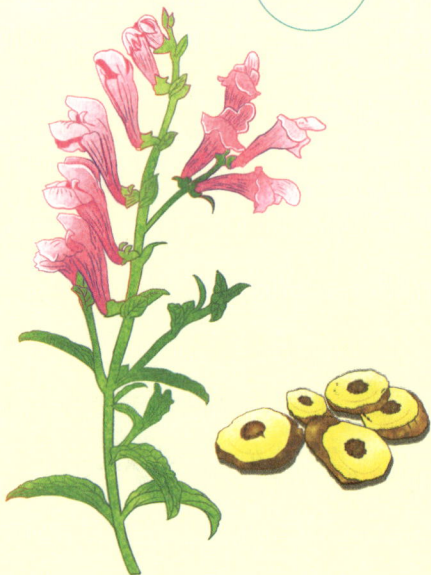

黄芩

大枣益气滋液，顾护正气。方中补泻兼施、酸苦甘寒，共同起到止利清热之效。

🤚 运用

1. 辨证要点

本方以热痢后重、身热口苦、大便脓血、肛门灼热、舌红苔黄、脉弦数为辨证要点。

2. 加减变化

大便脓血的患者，加炒地榆、山楂；湿食交阻导致小便短少的患者，去大枣与四苓散合用，再加厚朴、陈皮、木香；兼有呕吐的患者，加半夏、生姜（即黄芩加生姜半夏汤）；腹痛的患者，去大枣，加木香、槟榔。

3. 现代运用

现代常用于阿米巴痢疾、吐血、衄血、子宫附件炎、急性肠炎、结肠炎、菌痢等。

4. 注意事项

舌苔白滑、脉迟而缓、口不渴、寒湿痢疾者忌用。

柴胡加芒硝汤

[方　源]　《伤寒论》："伤寒十三日不解，胸胁满而呕，日晡所发潮热，已而微利。此本柴胡证，下之以不得利，今反利者，知医以丸药下之，此非其治也。潮热者，实也，先宜服小柴胡汤以解外，后以柴胡加芒硝汤主之。"

[组　成] 柴胡二两十六铢，芒硝二两，黄芩、人参、甘草（炙）、生姜（切）各一两，半夏（洗）二十铢，大枣（擘）四枚。

[用　法] 以上八味药，用水四升，煮取二升，去药渣，内芒硝，更煮微沸。分温再服，不解，更作。

[功　用] 和解少阳，兼以软坚泄热。

[主　治] 少阳过经不解。

[方　解] 本方主治表邪深入少阳，枢机不利，误下致化燥成实，形成少阳兼阳明里实证。症状表现为胸胁满而呕、日晡所发潮热，伴有下后微利等。方中用小柴胡汤和解少阳，然后加芒硝泄热去实、软坚通便。人参、炙甘草用量较轻，以益气和中，为和解少阳兼通下实热之轻剂。

👉 运用

1. 辨证要点

本方为小柴胡汤加芒硝而成，以小柴胡汤兼阳明有燥热、少阳虚邪未解又化里热为辨证要点。

2. 现代运用

现代常用于胃肠燥热，胃气偏弱，兼见口苦、胁肋胀、呕逆者，以及素体偏虚、胆腑常病、胁下满胀者。

3. 注意事项

哺乳期妇女、孕妇、体弱多病、腹泻、脾胃虚弱者慎用。柴胡芒硝汤容易导致失眠、胃痛等不良反应，因此也不宜长期服用。

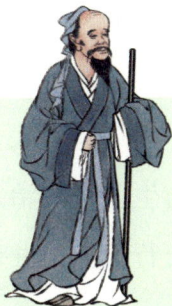

·中医小智囊·

芒硝与大黄都是强效的泻下药，都主治大便秘结、实热积滞。但大黄味苦性寒，和其他药物搭配可以治疗多种便秘证。而芒硝味咸、苦，性寒，可以在泄热通便的同时润燥软坚，主治实热积滞，大便燥结证。

大柴胡汤

[方　源]　《伤寒论》："太阳病，过经十余日，反二三下之，后四五日，柴胡证仍在者，先与小柴胡；呕不止，心下急，郁郁微烦者，为未解也，与大柴胡汤下之则愈。"

[组　成]　柴胡半斤，生姜（切）五两，黄芩、芍药各三两，大黄二两，半夏（洗）半升，枳实（炙）四枚，大枣（擘）十二枚。

[用　法]　以上八味药，用水一斗二升，煮取六升，去渣滓，再煎，温服一升，日三服。

[功　用]　和解少阳，通下里实。

[主　治]　少阳阳明合病。

[方　解]　本方主要治疗病邪入阳明、化热成实所致的往来寒热、胸胁苦满等少阳证和心下痞硬、便秘等阳明证。方中

柴胡与黄芩搭配可以和解清热，除少阳之邪；大黄搭配枳实可以内泻阳明热结，行气消痞；芍药柔肝缓急止痛，与枳实搭配可理气和血，除心下满痛，与大黄搭配可治腹中实痛；半夏和胃降逆，与生姜搭配治疗呕逆不止；大枣与生姜相配，和营卫而行津液，并调和脾胃。

运用

1.辨证要点

本方是用于治疗少阳阳明合病的常用方剂。临床以心下满痛，呕吐，往来寒热，胸胁苦满，便秘，苔黄，脉弦数有力为辨证要点。

2.加减变化

兼有黄疸的患者，加栀子、茵陈以清热利湿退黄；胆结石患者，加郁金、金钱草、海金沙、鸡内金以化石；剧烈胁痛的患者，加延胡索、川楝子以行气活血止痛。

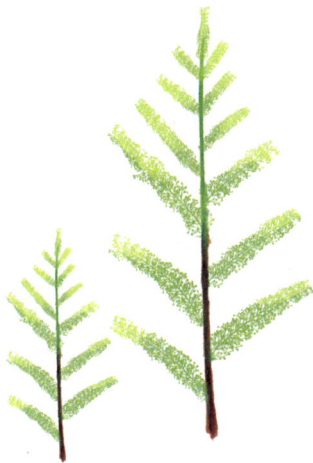

茵陈

3.现代运用

现代常用于治疗胆石症、胃及十二指肠溃疡、急性胰腺炎、急性胆囊炎等属于少阳阳明合病者。

4.注意事项

方中柴胡轻清升散，用量较多，半夏、生姜又偏温燥，所以阴虚血少、肝胆偏亢、肝火偏盛、吐衄及上盛下虚等患者忌用。

第四章 太阴病方

太阴属脾与肺，由于经脉络属关系，脾与胃、肺与大肠表里相合，经气相贯，密切相关，但从本篇来看，太阴病应主要责之于脾。若脾胃被邪气所犯、或虚弱，导致中阳不足、寒湿内停、运化无力、升降失常，就会引发太阴病。

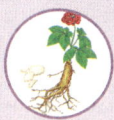

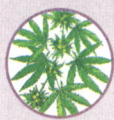

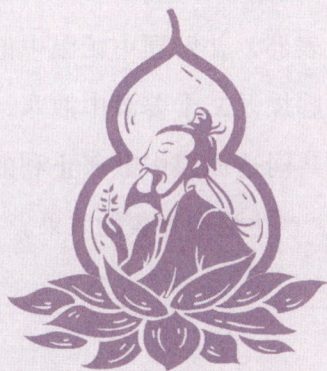

桂枝人参汤

[方　源] 《伤寒论》：“太阳病，外证未除，而数下之，遂协热而利。利下不止，心下痞硬，表里不解者，桂枝人参汤主之。”

[组　成] 桂枝（别切）、甘草（炙）各四两，白术、人参、干姜各三两。

[用　法] 以上五味药，用水九升，先煮四味，取五升，加入桂枝，更煮取三升，去药渣，温服一升，日再服，夜服一次。

[功　用] 温中解表。

[主　治] 太阳病表证未解而数下导致的协热下利，利下不止，心下痞硬，表里不解等症。

[方　解] 本方用于治疗太阳表证未除而误用下法，损伤太阴脾土，脾阳伤而寒湿内生，部分表邪内陷导致的里寒伴表证，治疗时应温中解表。本方是理中汤加桂枝组成，方中桂枝解太阳之表邪，并助理中汤温中散寒。人参补脾益气，白术健脾燥湿，干姜温中散寒，甘草和中益虚，四味相合，共同达成温中散寒止利的功效；加桂枝五味药相合后，产生温中解表的效果。

👉 运用

1. 辨证要点

本方是治疗复感风寒表证、脾胃虚寒的常用方剂。以心下痞硬，下利不止，兼发热恶寒，脉浮虚为辨证要点。

人 参

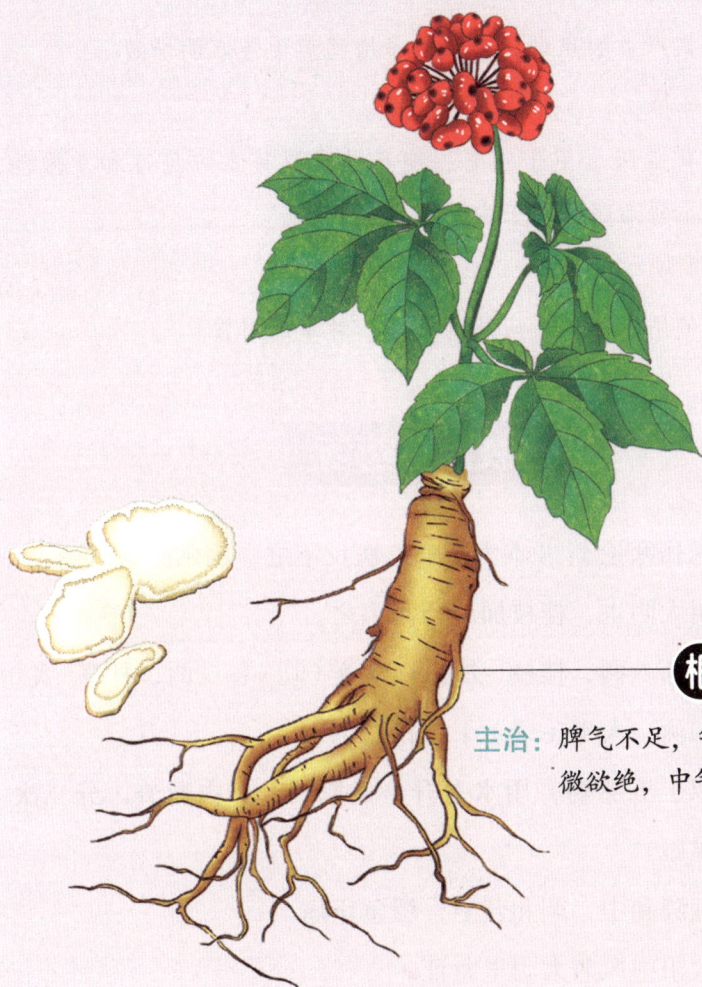

根

主治：脾气不足，气虚欲脱，脉微欲绝，中气下陷等。

产地分布：野生于河北北部、黑龙江、辽宁、吉林，现辽宁、吉林广泛栽培，北京、山西也有引种栽培。

形态特征：根为淡黄色，圆柱形或纺锤形。叶为掌状复叶，有长柄。叶片上面绿色，披针形或卵形，边缘具细齿。果实为卵形，核果状浆果，多数集成头状，成熟时为鲜红色。

功　　效：大补元气，复脉固脱，补脾益肺，生津养血，安神益智。

使用禁忌：热证、实证及湿热内盛、正气不虚者忌服。

2.加减变化

里寒严重的患者，可加附子增强温中散寒的功效。

3.现代运用

现代临床常用于感冒、流行性感冒等本方见证和急慢性胃肠炎、胃溃疡等属于中阳不足者。

4.注意事项

在使用本方时，应注意桂枝、甘草的用量。

桂枝加芍药汤

[方　源]　《伤寒论》："本太阳病，医反下之，因尔腹满时痛者，属太阴也，桂枝加芍药汤主之。"

[组　成]　芍药六两，桂枝（去皮）、生姜（切）各三两，甘草（炙）二两，大枣（擘）十二枚。

[用　法]　以上五味药，用水七升，煮取三升，去药渣，分三次温服。

[功　用]　理脾和中，调和营卫，缓急止痛。

[主　治]　太阳中风兼太阴里急证。

[方　解]　桂枝加芍药汤用于治疗太阳病误下，邪陷太阴导致的表证未解而中焦气机不和者，兼见腹满时痛等症。方中用桂枝汤调和营卫，桂枝、甘草辛甘通阳；生姜、大枣和中益气；芍药用量加倍，并与甘草相配伍，酸甘益阴，和中缓急以止痛。诸药合用，除解表的功效外，也有通阳行阴、和脾缓急的作用。

👉 运用

1. 辨证要点

本方以腹满时痛、喜按，发热汗出恶风为辨证要点。

2. 加减变化

阴伤便秘的患者，可加肉苁蓉、当归、杏仁；腹部胀满严重的患者，可加枳壳、厚朴；腹痛严重的患者，可加大芍药用量。

3. 现代运用

现代常用于治疗慢性痢疾、慢性胰腺炎、便秘、胃痛、胃肠痉挛、肠梗阻术后肠狭窄等病症。

4. 注意事项

脾胃虚弱者慎用。

别　　名：苁蓉、寸芸、地精。

产地分布：分布于甘肃、青海、内蒙古、新疆等省区。

性　　味：性温，味甘、咸。

功效主治：补肾阳，益精血，润肠通便。可用于治疗阳痿早泄、宫冷不育、肾阳亏虚、精血不足、腰膝酸痛等症。

使用禁忌：阴虚火旺及便溏泄泻者、热结便秘者忌用。

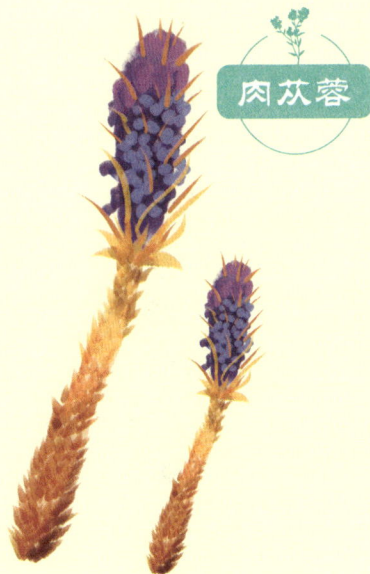

肉苁蓉

桂枝加大黄汤

[方　源] 《伤寒论》："本太阳病，医反下之，因而腹满时痛者，属太阴也，桂枝加芍药汤主之。大实痛者，桂枝加大黄汤主之。"

[组　成] 芍药六两，桂枝（去皮）、生姜（切）各三两，大黄、甘草（炙）各二两，大枣（擘）十二枚。

[用　法] 以上六味药，用水七升，煮取三升，去药渣，温服一升，一日服三次。

[功　用] 调和营卫，解肌发表，通腑泻实。

[主　治] 太阳表证未解，内有实热积滞，腹满实痛，大便不通。

[方　解] 本方用于治疗太阳病因误下，且实邪结于阳明，腑气不通导致的腹满实痛者。方中用桂枝汤调和营卫，加重

别　　　名：麻子仁、麻子、大麻仁。

产地分布：分布于华北、东北、华东等地。

性　　味：性平，味甘。

功效主治：润肠通便。可用于治疗血虚津亏，肠燥便秘等病症。

使用禁忌：阳虚滑泄及脾虚便溏者忌服。

火麻仁

芍药用量，并加大黄，兼治阳明而腹满实痛。桂枝通阳发汗，以解肌表；大黄泻下攻积，去除腹痛；白芍敛阴和营，甘草缓中调胃，二者相配以化阴止痛；生姜辛温调卫，以助桂枝解表；大枣甘温，协助白芍调和营卫；姜、枣合用，加强桂枝、芍药调和营卫的作用。

👉 **运用**

1. 辨证要点

本方以出汗、发热恶风、腹胀痛拒按、便秘为辨证要点。

2. 加减变化

大便干燥郁结，可加全栝楼、火麻仁，严重的患者可加芒硝；腹中胀满严重，可加枳壳、厚朴；腹部疼痛严重，重用芍药；如有挟湿的状况，可加薏苡仁。

3. 现代运用

现代临床上常用于治疗细菌性痢疾、感冒、慢性肠炎、阑尾炎、胰腺炎、顽固性荨麻疹等。

4. 注意事项

脾胃虚弱者忌用。

茯苓四逆汤

[方　源] 《伤寒论》："发汗，若下之，病仍不解，烦躁者，茯苓四逆汤主之。"

[组　成] 茯苓四两，甘草（炙）二两，干姜一两半，人参一两，附子（生用，去皮，破八片）一枚。

[用　法]　以上五味药，用水五升，煮取三升，去药渣，温服七合，日二服。

[功　用]　回阳益阴。

[主　治]　烦躁，肢厥，恶寒，脉微细。

[方　解]　本方用于治疗因汗下后阴阳俱虚导致的烦躁不宁，兼下利、恶寒、四肢逆冷、脉微细等症。本方由四逆汤加茯苓、人参组成。方中干姜、生附子回阳救逆；人参益气生津，安神定魄；干姜、附子、人参三者合用，回阳的同时亦有益阴的功效，益阴之中有助阳的作用；茯苓健脾，宁心安神；甘草益气和中，调和诸药。五药相合，共同产生回阳益阴之功效。

👉 运用

1. 辨证要点

临床以舌淡苔白滑、四肢厥逆、烦躁、心悸为辨证要点。

2. 加减变化

浮肿、小便不利的患者，可加桂枝、白术；虚寒泄泻的患者，可加白术、补骨脂；心悸怔忡的患者，可加生龙骨、生牡蛎；烦躁不安的患者，可加琥珀。

3. 现代运用

现代常用于治疗心肌梗死、休克、心力衰竭、急性脑血管病、内耳眩晕症等。

4. 注意事项

凡未用汗下法治疗，喜食冷、小便通利之烦躁症忌用。

第五章

少阴病方

少阴，就是指阴气较少，包括足、手少阴二经和心、肾二脏。少阴病以脉微细，精神萎靡，昏昏沉沉等为主要表现，以水火不交、心肾虚衰为主要病机。

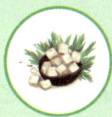

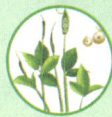

桃花汤

[方　源] 《伤寒论》:"少阴病,下利便脓血者,桃花汤主之。"

[组　成] 赤石脂(一半全用,一半筛末)、粳米各一斤,干姜一两。

[用　法] 以上三味药,用水七升煎煮,至米熟汤成,去滓,次取七合,加入赤石脂末,方寸匕温服,日三服。

[功　用] 温中,涩肠,止痢。

[主　治] 虚寒血痢证。

[方　解] 本方主治虚寒久痢,症状表现为损伤肠络,失于固摄,脾肾虚寒,寒湿阻滞,治疗时应以涩肠止痢、温中散寒为主。方中赤石脂温涩固脱以止痢,干姜辛热,具有温中祛寒之功效,二药相合,具有温中涩肠、止血止痢的作用;粳米养胃和中,助赤石脂、干姜以厚肠胃。诸药相合,共同起到涩肠止痢、温中散寒的功效。

👉 运用

1. 辨证要点

本方主治肠失固摄、脾阳虚衰的病症。以腹痛喜温喜按,久痢不愈,舌淡苔白,脉迟弱为辨证要点。

2. 加减变化

腹痛严重的患者,可加白芍、当归以柔血养肝止痛;阳虚阴寒严重的患者,可加肉桂、附子以散阴寒;久泻胃脱不禁的患者,可加煨肉豆蔻、党参以益气涩肠固脱。

3. 现代运用

现代常用于治疗胃及十二指肠溃疡出血、慢性阿米巴痢疾、慢性细菌性痢疾、慢性结肠炎、功能性子宫出血等证属阳虚阴盛、下焦不固者。

4. 注意事项

热痢便脓血，里急后重，肛门灼痛者忌用。

附子汤

[方　源]　《伤寒论》："少阴病，得之一二日，口中和，其背恶寒者，当灸之，附子汤主之。"

[组　成]　白术四两，茯苓、芍药各三两，人参二两，附子（炮，去皮，制成八片）二枚。

[用　法]　以上五味药，用水八升，煮取三升，去药渣，温服一升，日三次。服药前先灸之。

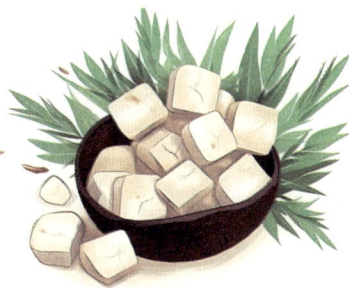

茯苓

[功　用]　温经散寒。

[主　治]　少阴病。

[方　解]　本方用于治疗阳虚寒湿导致的手足寒，身体痛，骨节痛等症。方中重用炮附子，辛甘大热，具有温经祛寒镇痛的功效；人参可温补以壮元阳；白术、茯苓合用，健脾化湿；芍药可和营血而通血痹，又能加强温经止痛的效果。五药合用，有温经散寒、除湿止痛之疗效。

👉 运用

1. 辨证要点

本方为治疗阳虚寒湿内侵证的常用方剂，以身体痛、手足冷、背恶寒、骨节痛为辨证要点。

2. 加减变化

风湿性关节炎属于寒湿的患者，可加羌活、桂皮、秦艽、独活等药。

3. 现代运用

现代常用于治疗肝炎、慢性肠炎、慢性心功能不全、慢性肾炎、盆腔炎、带下病等属寒湿内阻、脾肾阳虚类病症。

4. 注意事项

附子有毒性，在使用本方时应注意剂量、炮制及煎煮时间，防止中毒。

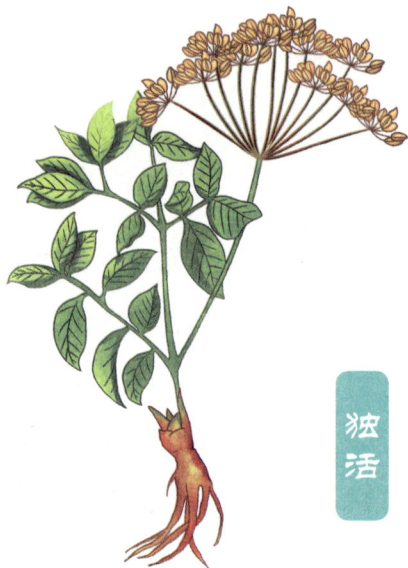

独活

苦酒汤

[方　源]　《伤寒论》："少阴病，咽中伤生疮，不能语言，声不出者，苦酒汤主之。"

[组　成]　半夏（洗，破如枣核）十四枚，鸡子（去黄，纳上苦酒着鸡子壳中）一枚。

[用　法]　以上二味药，以半夏于苦酒中煮沸，去半夏，趁热下

鸡子清，搅匀，少少含咽之。

[功　用] 燥湿化痰，活血祛瘀，消肿止痛。

[主　治] 少阳病，咽中伤生疮，不能语言，声不出者。

[方　解] 本方为漱口疗病方，内治外治兼用。方中半夏涤痰散
　　　　　结，蛋清润燥，利咽止痛，苦酒消肿敛疮。三药相合，
　　　　　一同起到敛疮、滋阴消肿、散结祛痰的功效。

👉 运用

1. 辨证要点

本方以痰热壅塞引起的声音嘶哑、咽痛为辨证要点。

2. 加减变化

水气病者，可加黄芪、白芍、桂枝。

别　　名：三叶半夏、止叶老、三
　　　　　步跳。

产地分布：主要生长于我国北部、
　　　　　西南和长江流域。

性　　味：性温，味辛，有毒。

功效主治：燥湿化痰，和胃止呕。
　　　　　可用于治疗痰多咳喘、
　　　　　胸脘痞闷、呕吐反胃、
　　　　　梅核气等症。

使用禁忌：血证、阴虚燥咳、津伤
　　　　　口渴者及孕妇忌服。

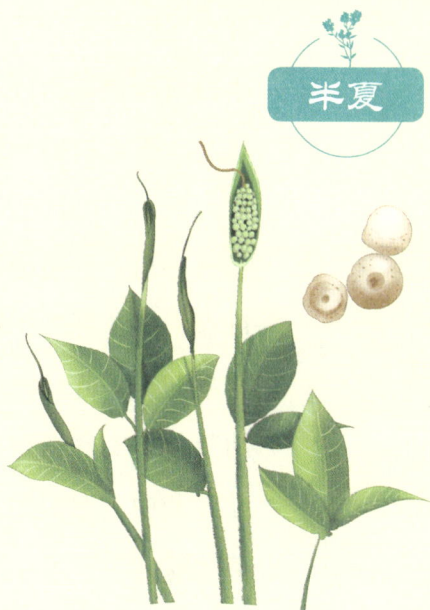

半夏

第五章

3. 现代运用

现代常用于治疗咽炎、扁桃体炎、扁桃体周围脓肿等病症。

4. 注意事项

咽喉干痛者、少阴寒证喉痛者忌用。

四逆散

[方　源] 《伤寒论》："少阴病，四逆，其人或咳、或悸、或小便不利、或腹中痛、或泄利下重者，四逆散主之。"

[组　成] 甘草（炙）、枳实（破，水渍、炙干）、芍药、柴胡各十分。

[用　法] 以上四味药，捣筛，白饮和服方寸匕，日三服。

[功　用] 疏肝解郁，透达郁阳。

[主　治] 肝脾气郁证与阳郁厥逆证。

[方　解] 本方所治之证由外邪传入经脉，气机为之郁遏，无法疏泄，阳气内郁所致，治疗时应以疏肝理脾、透邪解郁为主。方中柴胡入肝、胆经，可升发阳气、疏肝解郁、透邪外出；白芍敛阴养血柔肝，与柴胡相合，可补养肝血、条达肝气；枳实理气解郁，泄热破结，与柴胡相搭配，一升一降，可以加强舒畅气机、升清降浊的功效；枳实和白芍相合，理气和血；甘草调和诸药，益脾和中。四药相合，一同起到透邪解郁、疏肝理脾的功效。

五味子

别　　名：玄及、荎、荎蕏。

产地分布：分布在华北、东北等地。

性　　味：性温，味酸、甘。

功效主治：具有益气生津，收敛固涩，补肾宁心的功效。可用于治疗久咳虚喘、津伤口渴、自汗、盗汗、消渴等症。

使用禁忌：咳嗽初起、痧疹初发，或外有表邪，内有实热者忌服。

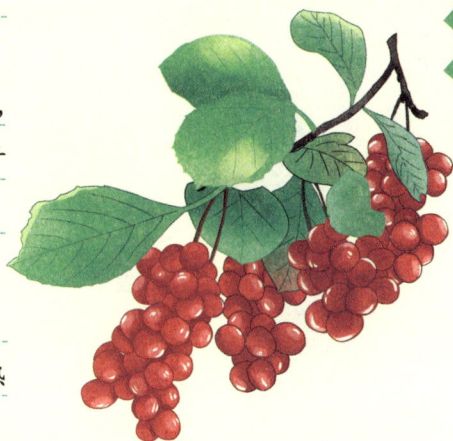

运用

1. 辨证要点

本方以胁肋、脘腹疼痛，手足不温，脉弦为辨证要点。

2. 加减变化

小便不利的患者，可加茯苓以利小便；腹部疼痛的患者，可加炮附子以散里寒；咳嗽的患者，可加五味子、干姜以温肺散寒止咳；心悸的患者，可加桂枝以温心阳；有热的患者，可加栀子以清内热；泄利严重的患者，可加薤白以通阳散结；气郁严重的患者，可加香附、郁金以理气解郁。

3. 现代运用

现代常用于治疗胆道蛔虫症、附件炎、输卵管阻塞、肋间神经痛、慢性肝炎、胆囊炎、胆石症、胃肠神经官能症、急性乳腺炎、胃溃疡、胃炎、肝脾（或胆胃）不和等病。

4.注意事项

服药期间，忌食辛辣刺激性食物。

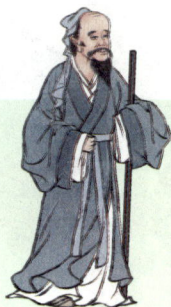

·中医小智囊·

中医认为，生葱、生蒜、辣椒、花椒、茴香等性温热，吃了容易生热化燥伤阴，与很多中药的药性有冲突，不利于恢复，因此中药治疗期间都不建议患者吃这类辛辣刺激性食物，同时也要戒烟戒酒，都是为了降低刺激。

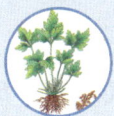
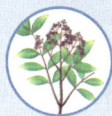
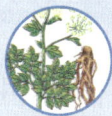

第六章

厥阴病方

《素问·阴阳离合论》中说『厥阴为阖』，就是指厥阴为三阴之里，包括足、手厥阴二经与肝、心包二脏，以及所络属的脏腑。厥阴病以上热下寒、寒热混杂为主要特点。如果病人患有厥阴病，那么肝脏就会失去条理，气血不畅，阴阳失衡。

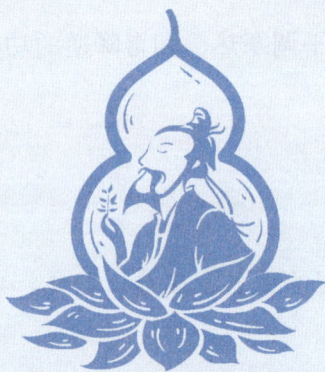

黄连汤

[方　源]　《伤寒论》："伤寒胸中有热，胃中有邪气，腹中痛，欲呕吐者，黄连汤主之。"

[组　成]　黄连、甘草（炙）、干姜、桂枝各三两，人参二两，半夏（洗）半升，大枣（擘）十二枚。

[用　法]　以上七味药，以水一斗，煮取六升，去药渣，温服一升，日三服，夜二服。

[功　用]　清上温下，和胃降逆。

[主　治]　上热下寒之腹痛欲呕证。

[方　解]　本方主要用于治疗寒热上下相阻所导致的呕吐、腹痛等病症，治疗时应以平调寒热、和胃降逆为主。方中黄连祛胸中积热，干姜散胃中之寒，两药搭配，具有清上温下、平调寒热的功效；半夏和胃降逆，桂枝温阳升清，二药相合，具有升降复司、胃肠安和的作用；人参、大枣补中益气，扶正驱邪；甘草调和诸药。七药相合，一起起到平调寒热、和胃降逆的功效。

👉 运用

1.辨证要点

本方以胸中烦热、得冷益甚、腹痛、呕吐、口苦、苔黄为辨证要点。

2.加减变化

下利的患者，可加茯苓、苍术；呕吐严重的患者，可加生姜、吴茱萸；腹痛严重的患者，可加白芍。

黄 连

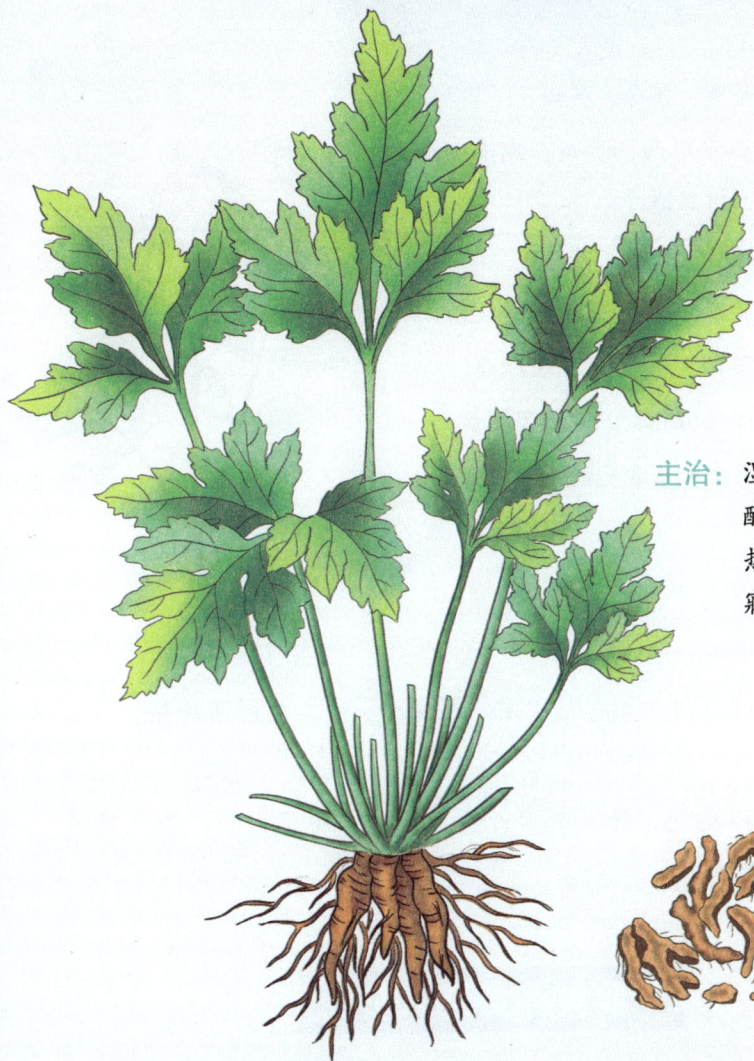

主治：湿热痞满，呕吐吞酸，湿热泻痢，高热神昏，心烦不寐，血热吐衄等症。

根

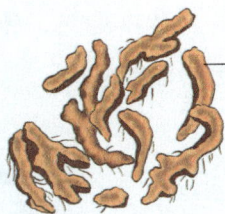

产地分布：分布于湖南、湖北、四川、贵州、陕西南部等地。

形态特征：黄连的根茎呈黄色，常分枝，密生须根。叶基生，叶柄无毛；花茎1～2个，二歧或多歧聚伞花序。种子长椭圆形，褐色。

功　　效：解毒，泻火，燥湿，杀虫。

使用禁忌：本品苦燥，易伤阴津，阴虚津伤者慎用，脾胃虚寒者忌用。

吴茱萸

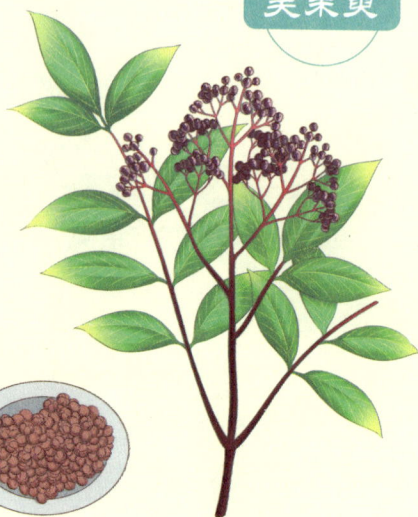

别　　名：茱萸、茶辣、吴椒。

产地分布：产于广西、贵州、湖南、四川等地。

性　　味：性热，味辛、苦。

功效主治：散寒止痛、降逆止呕、助阳止泻。主治胃寒疼痛、腹痛、疝痛、五更泄泻等症。

使用禁忌：阴虚火旺者忌服。

3.现代运用

现代常用于治疗冠心病、胆囊炎、十二指肠溃疡等。

4.注意事项

喜冷思饮、脉滑数者，腹部拒压、腹痛呕吐、无口苦等上热证者忌用。

干姜黄芩黄连人参汤

[方　源]　《伤寒论》："伤寒本自寒下，医反复吐下之，寒格更逆吐下，若食入口即吐，干姜黄芩黄连人参汤主之。"

[组　成]　干姜、黄芩、黄连、人参各三两。

[用　法]　以上四味药，用水六升，煮取二升，去药渣，分两次温服。

[功　用]　苦寒泄降，辛温通阳。

[主　治] 胃脘灼热，口苦口干，食入口即吐，大便溏泄或下利或泻下不消化等症。

[方　解] 本方适用于阙阴病伤寒导致的胃脘灼热、口苦、呕吐、食入口即吐等症，治疗时应以甘温益阳、苦寒清热为主。方中干姜辛温散寒，具有解脾胃凝聚之阴寒的功效；人参扶助正气；黄芩、黄连泄热燥湿，可去除胃中积热。四药相合，是泄热除痞，平衡阴阳，健脾益气，温中散寒，恢复脾胃受纳腐熟、运化转输功能的良方。

👉 运用

1. 辨证要点

本方以口苦、口干、呕吐或食入口即吐、胃脘灼热、大便溏或下利、舌红苔黄或腻为辨证要点。

2. 加减变化

气虚明显的患者，可加山药、白术以益气健脾；胃热明显的患者，可多加黄芩、黄连以清泻胃热；脾寒明显的患者，可加桂枝、附子以温壮阳气散寒；呕吐的患者，可加陈皮、半夏、竹茹以降逆止呕。

3. 现代运用

现代常用于治疗食管炎、慢性肝炎、急慢性胃炎、慢性结肠炎、慢性胆囊炎等病，也可以辅助治疗心肌缺血、肋间神经痛、心肌炎、慢性肾炎等病症。

4. 注意事项

脾胃阴虚证慎服。

麻黄升麻汤

[方　源]　《伤寒论》："伤寒六七日，大下后，寸脉沉而迟，手足厥逆，下部脉不至，喉咽不利，唾脓血，泄利不止者，为难治，麻黄升麻汤主之。"

[组　成]　麻黄二两半（去节），升麻、当归各一两一分，知母、黄芩、葳蕤各十八铢（一作菖蒲），芍药、天门冬（去心）、桂枝（去皮）、茯苓、甘草（炙）、石膏（碎，绵裹）、白术、干姜各六铢。

[用　法]　以上十四味药，以水一斗，先煮麻黄一两沸，去上沫，内诸药，煮取三升，去滓，分三次温服，相去如炊三斗米顷，令尽，汗出愈。

[功　用]　温暖脾阳，发越肝阳。

[主　治]　唾脓血，泄利不止，与脾寒阳虚证相兼手足厥逆等症。

[方　解]　本方用于治疗上热下寒，正虚阳郁的病症。方中麻黄、升麻发越郁阳；当归温润养血，以助汗源；白芍养肝阴，补肝体；黄芩清解郁热；玉竹滋肝阴；知母清肝热，养阴津；天冬养肝阴；茯苓渗湿健脾益气；桂枝温补阳气；白术健脾益气，化生阴血；干姜温脾散寒；甘草益气和中。药味虽多，而不杂乱，主次分明，重点突出。

👉 运用

1. 辨证要点

本方以咽干、苔薄白或黄白相间、舌质淡或偏红、下利、手足不温、脉沉迟为辨证要点。

2. 加减变化

口苦患者，可加黄柏、黄连清热泻火；吐脓血严重者，可加小蓟、白茅根止血、清热。

3. 现代运用

现代常用于治疗慢性溃疡性结肠炎、慢性胃炎、慢性肝炎等症。

4. 注意事项

痰湿证、瘀血证慎用。

当归四逆汤

[方　源]　《伤寒论》："手足厥寒，脉细欲绝者，当归四逆汤主之。"

[组　成]　当归、桂枝（去皮）、芍药、细辛各三两，甘草（炙）、通草各二两，大枣（擘）二十五枚。

[用　法]　以上七味药，用水八升，煮取三升，去药渣，温服一升，日三服。

[功　用]　温经散寒，养血通脉。

[主　治]　血虚寒厥证。

[方　解]　本方证是由营血虚弱、寒凝经脉、血行不利所致。治疗时应以温经散寒，养血通脉为主。方中当归甘温，可养血和血；桂枝辛温，可温经散寒、温通血脉；细辛可温经散寒，助桂枝温通血脉；芍药可养血和营，助当归补益营血；通草可通经脉，以畅血行；大枣、甘草，益气健脾养血。方中重用大枣，既合当归、芍药之药性，以补营血，又可防止桂枝、细辛燥烈太过，伤及阴血，甘草则能兼调药性。七味相合，一同起到温经散寒，养血通脉的功效。

当归

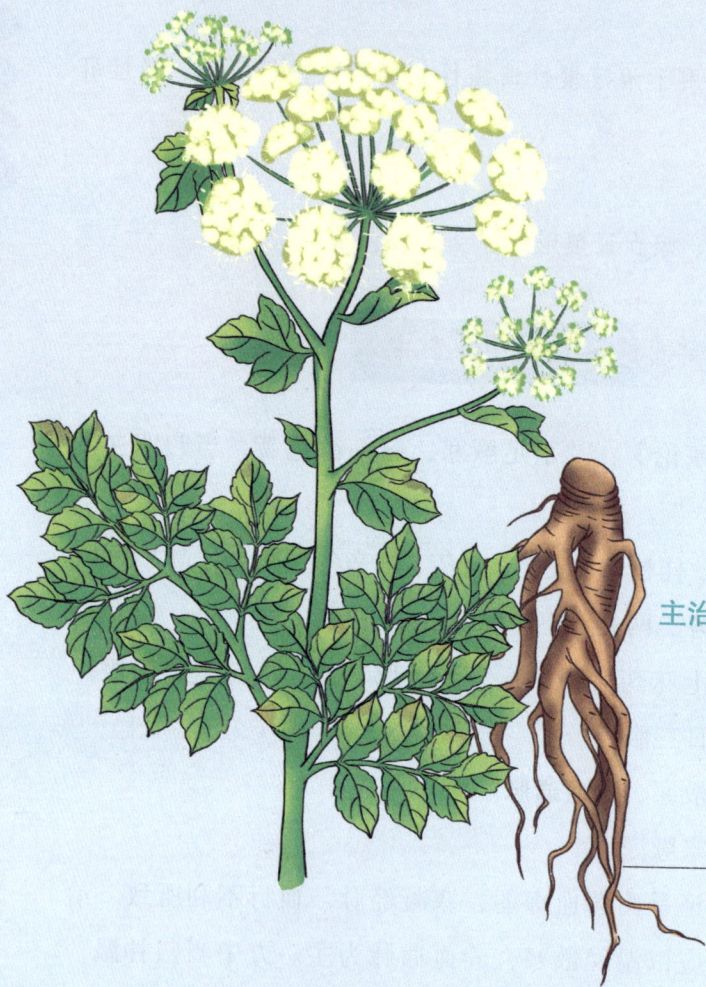

主治：月经不调，血虚萎黄，经闭痛经，血滞等。

根

产地分布：栽培于甘肃、云南、贵州、湖北、四川、陕西等地。

形态特征：根为黄棕色，圆柱状，有分枝，有浓郁香气。茎直立，为绿色或带紫色，光滑无毛。果实为椭圆形至卵形，背棱线形，侧棱成宽而薄的翅，边缘为淡紫色。

功　　效：调经止痛，补血活血，润肠通便。

使用禁忌：湿盛中满及大便溏泄者慎服，热盛出血者忌服。

👉 运用

1.辨证要点

本方以手足厥冷、舌淡苔薄白、脉沉细欲绝为辨证要点。

2.加减变化

寒疝、睾丸掣痛、痛引少腹的患者，可加小茴香、高良姜、乌药、香附等暖脾、理气、止痛的药物；兼有干呕吐涎水病症的患者，可加生姜、吴茱萸以温中降逆。

3.现代运用

现代常用于治疗血栓闭塞性脉管炎、冻疮、雷诺病或雷诺现象、小儿下肢麻痹及妇女痛经等属血虚寒凝者。

4.注意事项

阳极似阴、或热厥深之四肢厥逆者，亡阳证之手足厥逆者，阳气闭郁之四逆者忌用。

白头翁汤

[方　源]　《伤寒论》："热利下重者，白头翁汤主之。"

[组　成]　黄檗、黄连、秦皮各三两，白头翁二两。

[用　法]　以上四味药，用水七升，煮取二升，去药渣，每次温服一升，不愈，更服一升。

[功　用]　清热燥湿，凉肝止利。

[主　治]　厥阴热利证。

[方　解]　本方剂用于治疗湿热下迫，或肝热移于大肠，气机阻滞导致的腹痛、下利脓血、赤多白少、里急后重等证。治疗时应以清热解毒、凉血止痢为主。方中用白头翁、

秦皮搭配黄连、黄檗这种大苦大寒类药物，达成寒能胜热、苦能燥湿的效果，湿热去，下重必自除。方中四味相配，一同起到清热燥湿、凉血止痢之功效。

👉 运用

1. 辨证要点

本方是治疗热毒血痢的主要方剂。以便下脓血、腹痛、里急后重、舌红苔黄、脉数为辨证要点。

2. 加减变化

脓血多的患者，可加赤芍、牡丹皮、地榆以凉血和血；外有表邪、恶寒发热的患者，可加葛根、金银花、连翘以透表解热；里急后重较为严重的患者，可加枳壳、槟榔、木香以调气；夹有食滞的患者，可加焦山楂、枳实以消食导滞。

3. 现代运用

现代常用于治疗急性坏死性肠炎、溃疡性结肠炎、细菌性痢疾、阿米巴痢疾等属热毒壅盛者。

4. 注意事项

热证兼发热、恶寒等表证者，忌用，虚寒下利、白痢者忌用。

连翘

第七章

霍乱病方

霍，含有猝然、急骤的含义；乱，有变乱、撩乱的含义。由于霍乱挥霍撩乱，发病突然，所以就有了『霍乱』这个名字，其在临床上的主要表现为突然的呕吐、下利。对于霍乱病的治疗，应对症下药。

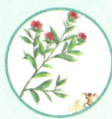

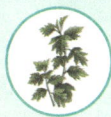

四逆汤

[方　源] 《伤寒论》："吐利汗出，发热恶寒，四肢拘急，手足厥冷者，四逆汤主之。"

[组　成] 甘草（炙）二两，干姜一两半，附子（生用、去皮，破八片）一枚。（强人可加大附子一枚，干姜三两。）

[用　法] 以上三味药，用水三升，煮取一升二合，去药渣，分温再服。

[功　用] 回阳救逆。

[主　治] 心肾阳衰寒厥证。

[方　解] 四逆汤主要用于治疗下利清谷、四肢厥冷、脉微细或脉沉微细等症。方中炙甘草甘温，具有温养阳气的功效；附子具有温壮元阳，破散阴寒，回阳救逆的功效；干姜具有助阳通脉，温中祛寒的功效。三药相合，是回阳救逆的常用组合。

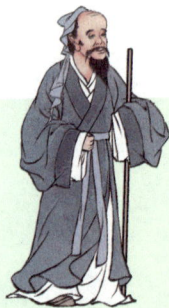

·中医小智囊·

本方中炙甘草的作用有三个：第一，益气和中，疗虚寒之本，达成全方的温补结合；第二，搭配甘草、干姜，缓和二者之峻烈，使其由阴转阳，不致暴散；第三，调和药性，延长药效。

运用

1. 辨证要点

本方以四肢厥冷、神疲欲寐、舌淡苔白、脉微细为辨证要点。

2. 加减变化

身体强壮之人可以加倍附子与干姜的用量。

3. 现代运用

现代临床上常用于急性病大汗出见休克、急慢性胃肠炎吐泻失水、急性心衰或心肌梗死等属亡阳欲脱者。

4. 注意事项

四肢厥冷类属于假寒真热者忌用。

五苓散

[方　源] 《金匮要略》："假令瘦人，脐下有悸，吐涎沫而癫眩，此水也，五苓散主之。"

[组　成] 桂枝半两，猪苓（去皮）、白术、茯苓各十八铢，泽泻一两六铢。

[用　法] 以上五味药研为细末，以白饮和，服用方寸匕，日三次，多喝热水，自汗而愈。

[功　用] 温阳化气，利水渗湿。

[主　治] 膀胱气化不利之蓄水证。

[方　解] 本方主要用于治疗外感表证，内停水湿所导致的霍乱吐泻、头痛发热、水入即吐以及泄泻等症。治疗时应

白术

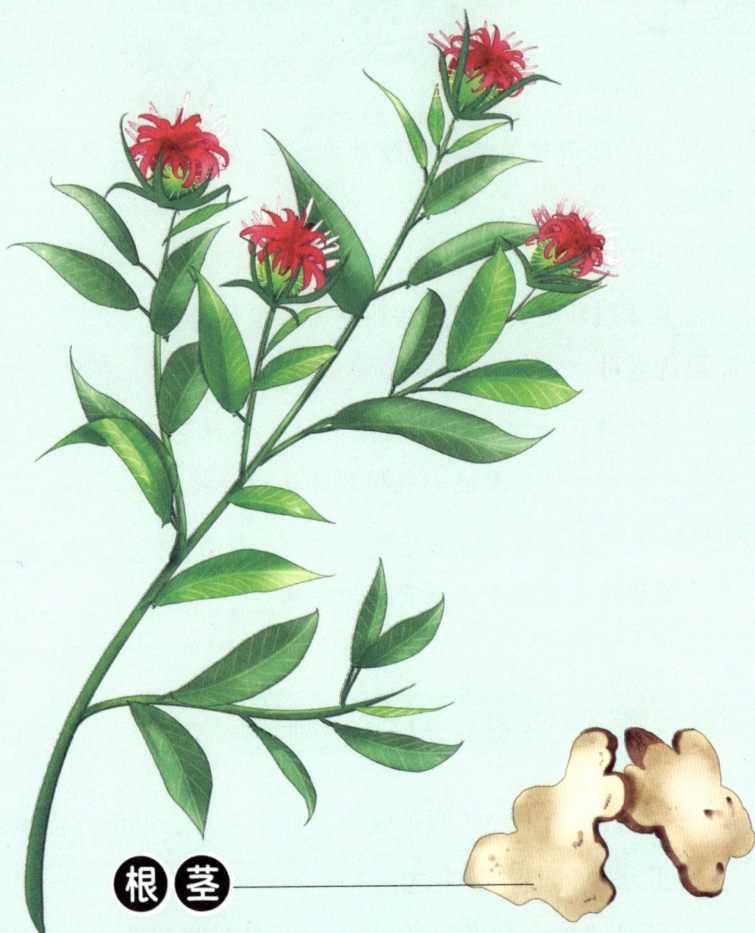

根茎

主治: 胎动不安，气虚自汗，痰饮眩晕，水肿，便秘，
泄泻，脾气虚弱之乏力，水饮内停之小便不利，
身痛，寒湿痹。

产地分布: 现各地多有栽培，以浙江栽培的数量最大。

形态特征: 根茎呈块状，肥厚。茎基部木质化，上部分枝。茎下部叶有长柄。
花多数，管状花，花柱细长，花冠紫红色。瘦果密被黄白色茸
毛，长圆状椭圆形，稍扁。

功　　效: 利水燥湿，补气健脾，安胎，止汗。

使用禁忌: 阴虚津亏者谨慎服用。

以温阳化气，利水渗湿为主。方中用猪苓、茯苓、泽泻利水渗湿；白术、茯苓制水；桂枝温阳化气以行水。诸药相配，是阳虚、三焦气化不利的常用药方。

👉 运用

1. 辨证要点

本方是利水的有效方剂，临床以小便不利、舌苔白、脉浮或缓为辨证要点。

2. 加减变化

泄泻偏热证的患者，去桂枝，加木通、车前子以利水清热；水肿兼有表证的患者，可与越婢汤搭配合用；水湿壅盛的患者，可与五皮散搭配合用。

3. 现代运用

现代临床上常用于治疗肝硬化腹水、急慢性肾炎、心源性水肿、急性肠炎、脑积水等属水湿内停者。

4. 注意事项

湿热者忌用。

四逆加人参汤

[方　源]　《伤寒论》："恶寒脉微而复利，利止，亡血也，四逆加人参汤主之。"

[组　成]　甘草（炙）二两，干姜一两半，人参一两，附子（生、去皮、破八片）一枚。

[用　法]　以上四味药，用水三升，煮取一升二合，去药渣，分

温再服。

[功　用] 回阳复阴。

[主　治] 四肢厥逆，恶寒脉微，阳气衰微，阴液内竭，下利而利忽自止之症。

[方　解] 本方主要用于治疗霍乱利后恶寒、吐利、脉微等病症，其皆为亡阳脱液所导致。方中人参具有益气固脱、生津滋液的作用；四逆汤具有回阳救逆之效。二者相合，为益气生津、回阳救逆的有效方剂。

👉 运用

1. 辨证要点

本方以脉微而复利、吐利、恶寒、利止亡血为辨证要点。

2. 加减变化

阴阳将脱、俱虚患者，可加熟地、人参、当归；兼有真寒假热、阴盛格阳证的患者，可加倍附子和干姜；寒热的患者，药物难以入口者，可加猪胆汁。

3. 现代应用

现代常用于气喘痰鸣、唇焦舌黑、不渴少神、喉痛畏寒足冷等症。

4. 注意事项

单纯气虚阳虚者忌用。

理中丸

[方　源] 《伤寒论》：“霍乱，头痛，发热，身疼痛，热多欲

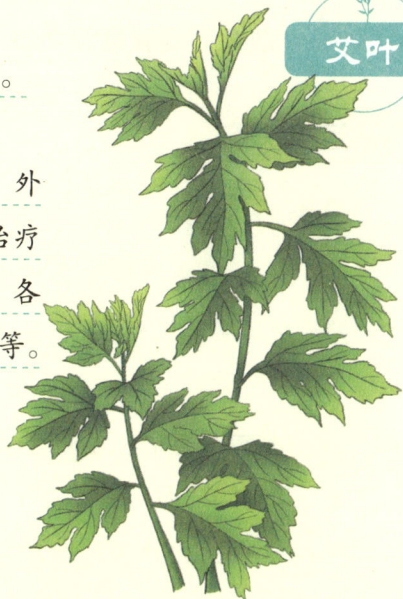

别　　名：艾叶、艾蒿、家艾。

产地分布：分布于全国大部分地区。

性　　味：性温，味辛、苦。

功效主治：散寒止痛，温经止血；外用祛湿止痒。可用于治疗泻痢霍乱，妇女带下，各种出血证，虚寒性腹痛等。

使用禁忌：阴虚血热者慎用。

艾叶

饮水者，五苓散主之；寒多不用水者，理中丸主之。"

[组　成] 人参、白术、甘草（炙）、干姜各三两。

[用　法] 以上四味药，捣筛，蜜和为丸，如鸡子黄大。以沸汤数合，和一丸，研碎，温服之。日服三四次，夜二服。腹中未热，增加至三四丸。

[功　用] 补气健脾，温中散寒。

[主　治] 脾胃虚寒证、阳虚失血证导致的头痛、发热、身疼痛及口不渴等。

[方　解] 本方用于治疗脾胃虚寒，寒湿内盛，运化失职，升降失常所导致的霍乱、身体疼痛、头痛、发热等症。治疗时应以补气健脾，温中散寒为主。方中人参、甘草健脾益气；干姜温中散寒，扶阳抑阴；白术健脾燥湿，

防止脾虚生湿。四药相合，一温一补一燥，共奏温中散寒、健脾燥湿之效。

👉 运用

1. 辨证要点

本方为治疗中焦脾胃虚寒证的基础方剂。临床以畏寒肢冷、脘腹绵绵作痛、呕吐便溏、舌淡、苔白、脉沉细为辨证要点。

2. 加减变化

虚寒严重者，加附子、肉桂以加强温阳散寒之效；胸痹者，加枳实、桂枝、薤白以振奋胸阳，舒畅气机；阳虚失血者，可将干姜换为炮姜，加灶心土、艾叶以温涩止血；下利严重者，加茯苓、白扁豆以健脾渗湿止泻；呕吐严重者，加生姜、半夏以降逆止呕。

3. 现代运用

现代常用于治疗胃下垂、胃痉挛、急慢性胃肠炎、胃及十二指肠溃疡、慢性结肠炎等类属脾胃虚寒者。

4. 注意事项

脾胃阴虚及湿热内蕴中焦者忌用。

第八章

痉湿病方

痉病主要由体内津液不足、风寒外感、筋脉失养所导致，病位在筋脉。湿病由外感湿气，并伴有风夹寒，侵袭肌表，流注关节所致，湿性属阴，最容易损伤阳气，所以治疗时要注意保护阳气。

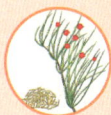

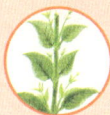

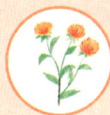

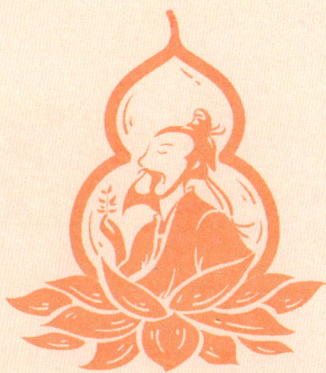

麻黄加术汤

[方　源]　《金匮要略》："湿家身烦疼，可与麻黄加术汤发其汗为宜，慎不可以火攻之。"

[组　成]　白术四两，麻黄（去节）三两，桂枝（去皮）二两，甘草（炙）一两，杏仁（去皮尖）七十个。

[用　法]　以上五味药，用水九升，先煮麻黄，减二升，去上沫，纳诸药，煮取二升半，去滓，温服八合，覆取微似汗。

[功　用]　发汗解表，散寒除湿。

[主　治]　风寒夹湿痹证。

[方　解]　本方主要用于治疗风寒表实兼湿伤肌表之证，症状表现为恶寒、无汗、发热、身体烦疼而沉重等。方中麻

别　　名：龙沙、狗骨、卑相。

产地分布：分布于吉林、河南西北部、华北及辽宁、陕西、新疆等地。

性　　味：性平，味甘、微涩。

功效主治：宣肺平喘，发汗解表，利水消肿。可用于治疗盗汗、自汗。

使用禁忌：有表邪者，体虚自汗、盗汗，虚喘者忌服。

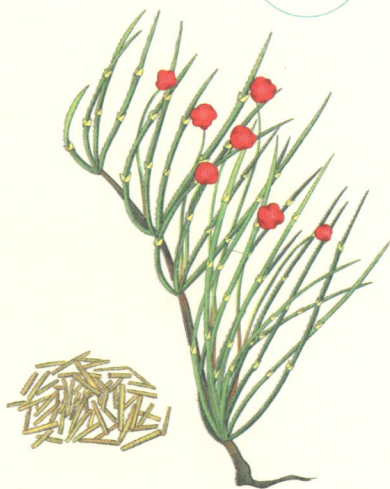

麻黄

黄汤祛风解表，白术行表里之湿，兼益气固表之力，可防麻黄汤发汗而不致过汗；杏仁降气化痰；桂枝和营达卫；甘草协表和里。诸药相合，共达解表散寒、祛风除湿的功效。

运用

1. 辨证要点

本方在临床应用上以无汗，肌肉关节疼痛，舌淡，苔薄白，脉浮或脉紧为主要辨证要点。

2. 加减变化

咳嗽者，可加葶苈子、紫苏子；水肿严重者，可加茯苓、薏苡仁；皮肤疼痛者，可加葛根、羌活。

3. 现代运用

现代常用于治疗风寒湿痹、肺炎、荨麻疹等。

4. 注意事项

阴虚证、湿热证、痰热证者慎用。

大承气汤

[方　源]　《金匮要略》："痉为病，胸满口噤，卧不着席，脚挛急，必齘齿，可与大承气汤。"

[组　成]　厚朴（炙，去皮）半斤，大黄（酒洗）四两，枳实（炙）五枚，芒硝三合。

[用　法]　以上四味药，用水一斗，先煮二物，取五升，去滓，纳大黄，煮取二升，去滓，纳芒硝，更上微火，一两

沸，分温再服，得下，止服。

[功　用] 峻下热结。

[主　治] 热结旁流证。里热实证之热厥、痉病或发狂等。

[方　解] 本证是由伤寒之邪内传阳明之腑，入里化热，或温病邪入胃肠，热盛灼津所致，治疗时应以峻下热结为主。方中大黄为君药，具有泻热通便，荡涤肠胃之效；芒硝泻热通便，软坚润燥，为臣药；厚朴、枳实行气散结，消痞除满，兼助芒硝、大黄推荡积滞，共为佐使。四药相合，共奏攻下热实、荡涤燥结之功效。

☞ 运用

1. 辨证要点

本方以痞、满、燥、实以及舌红苔黄、脉沉实为辨证要点。

2. 加减变化

兼有阴津不足患者，可加生地黄、玄参以滋阴润燥；兼有气虚患者，可加人参以补气。

3. 现代运用

现代常用于治疗急性单纯性肠梗阻、粘连性肠梗阻、蛔虫性肠梗阻、急性胆囊炎、急性胰腺炎、呼吸窘迫综合征、挤压综合征、急性阑尾炎等。

4. 注意事项

气虚阴亏、年老、体弱、燥结不甚者慎用，孕妇忌用。

玄参

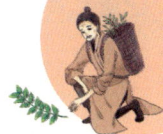

麻黄杏仁薏苡甘草汤

[方　源]　《金匮要略》："病者一身尽疼，发热，日晡所剧者，名风湿。此病伤于汗出当风，或久伤取冷所致也，可与麻黄杏仁薏苡甘草汤。"

[组　成]　甘草（炙）一两，薏苡仁、麻黄（去节，汤泡）各半两，杏仁（去皮尖，炒）十个。

[用　法]　以上四味药，锉麻豆大，每服四钱匕，水一盏半，煮八分，去滓，温服，有微汗，避风。

[功　用]　发汗解表，除风祛湿。

[主　治]　风湿袭于肌表，湿郁化热证。

[方　解]　本方用于治疗风湿在表而属表实兼湿邪化热化燥者。症状表现为发热，一身尽疼，且疼痛呈游走性，日晡剧增等。该方由麻黄、杏仁、薏苡仁、甘草四味药组成，即麻黄汤去桂枝加薏苡仁。因表实较轻，所以将麻黄与薏苡仁同用。方中麻黄、甘草发汗，杏仁、薏苡仁利气祛湿，四药相合，共达解表祛湿、轻清宣化之功效。

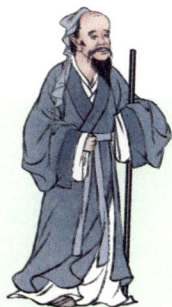

·中医小智囊·

　　生甘草、炙甘草虽皆为甘草，但二者在使用上确有着不同的倾向。生甘草性偏凉，在清热解毒、祛痰止咳等方面有良好的功效。炙甘草性偏温，长于益气复脉、补脾和胃，主治心悸动、脾胃虚弱、倦怠乏力、脉结代等症。

👉 运用

1. 辨证要点

本方以风湿痹证身痛，傍晚发热甚为辨证要点。

2. 加减变化

足膝肿胀、疼痛者，可加桑枝、防己、细辛等；风湿痹证初起，脖颈、后背强痛者，可加当归、葛根、桂枝。

3. 现代运用

现代常用于治疗急性肾小球肾炎、风湿病、银屑病、荨麻疹等。

4. 注意事项

忌食桃李、海藻、菘菜等。

防己黄芪汤

[方　源]《金匮要略》："风湿，脉浮，身重，汗出，恶风者，防己黄芪汤主之。"

[组　成] 黄芪（去芦）一两一分，防己一两，甘草（炒）半两，白术七钱半，生姜四片，大枣一枚。

[用　法] 以上前四味药，上锉麻豆大小，每抄五钱匕，生姜四片，大枣一枚，水半盏，煎八分，去滓，温服之，良久再服。

[功　用] 健脾利水，益气祛风。

[主　治] 风湿证、表虚不固之风水。

[方　解] 本方用于治疗风水、风湿之表虚导致的身体重、汗出

黄芪

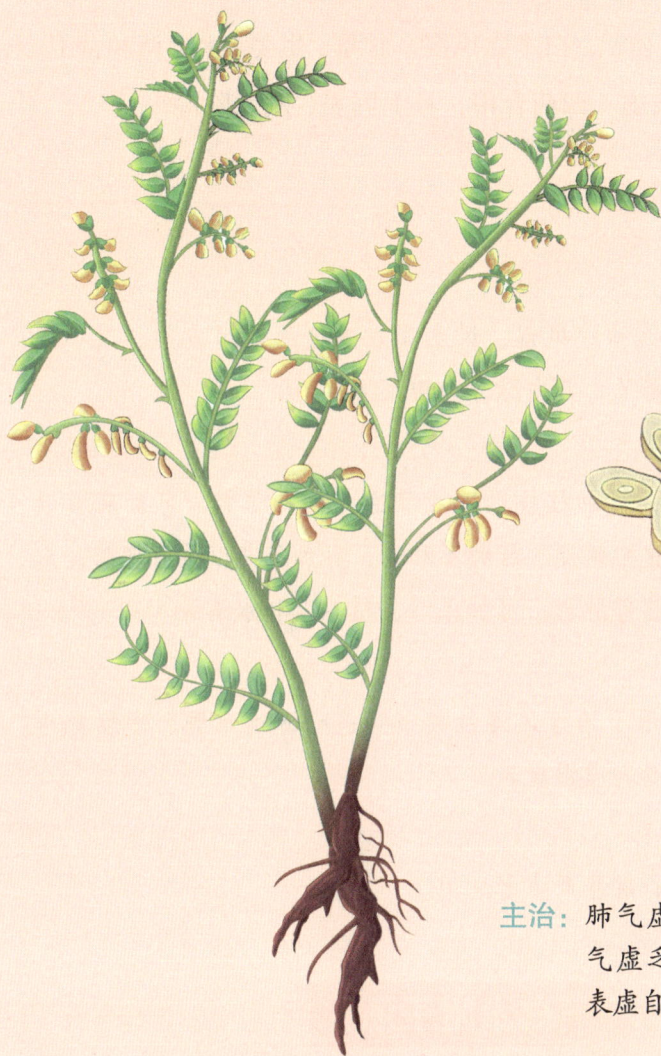

根

主治： 肺气虚弱，咳喘气短；
气虚乏力，食少便溏；
表虚自汗等。

产地分布： 主产于甘肃、山西、黑龙江、内蒙古等地。

形态特征： 茎被长毛，直立，具棱。叶互生。花为蝶形花冠，旗瓣倒卵形，
淡黄色。子房有柄，荚果为长圆形，被短毛，有种子三至八粒。

功　　效： 补气升阳，益卫固表，利水消肿，生津养血，行滞通痹，托毒
排脓，敛疮生肌。

使用禁忌： 一切疮疡初起、表实邪盛、溃后热毒尚盛者，忌用。

恶风、浮肿、肢体疼痛等症。方中黄芪益气固表，兼利水；防己、白术除风湿，甘草、生姜、大枣调和营卫，以顾表虚。四药合用，补卫固表、利水除湿。

👉 运用

1. 辨证要点

本方剂为治疗风湿、风水属表虚证的惯用方剂。以小便不利，汗出恶风，苔白脉浮为辨证要点。

2. 加减变化

气逆者，可加桂枝以平冲降逆；兼有喘者，可加麻黄以宣肺平喘；腹中疼痛、肝脾不和者，可加芍药以柔肝理脾；水湿盛行，腰膝部肿者，可加泽泻、茯苓以利水消肿。

3. 现代运用

现代常用于治疗风湿性关节炎、心源性水肿、慢性肾小球肾炎等类属表虚湿重者。

4. 注意事项

水湿盛行肿胀严重者忌用。

白术附子汤

[方　源]　《金匮要略》："伤寒八九日，风湿相搏，身体疼烦，不能自转侧，不呕不渴，脉浮虚而涩者，桂枝附子汤主之。若大便坚，小便自利者，去桂加白术汤主之。"

[组　成]　白术一两，生姜（切）一两半，甘草（炙）一两，附子（炮，去皮）一枚，大枣六枚。

别　　名：草红花、刺红花、红蓝花。

产地分布：分布于东北、华北及江苏、甘肃、山东、陕西、宁夏等地。

性　　味：性温，味辛。

功效主治：活血通经、散瘀止痛。主治经闭、痛经、恶露不行、癥瘕痞块、胸痹心痛、食滞腹痛、胸胁刺痛、跌扑损伤、疮疡肿痛等。

使用禁忌：孕妇忌服；有出血倾向者不宜多用。

红花

[用　法]　以上五味药，用水三升，煮取一升，去掉药渣，分三次温服。第一次温服，觉身痹，半日后再服，三服都尽，若汗流浃背，是因为白术和附子正在发挥功效还未完全驱除水气。

[功　用]　散寒化湿、祛风通络。

[主　治]　不能自转侧，身体疼烦，大便硬，小便自利，风湿相搏，不呕不渴。

[方　解]　本方主要用于治疗身体疼烦，大便硬，小便自利，风湿相搏等症，治疗时应散寒祛风，化湿通络。方中生姜、附子辛温散寒，化湿；白术化湿祛风；大枣扶脾；炙甘草温中，调和诸药。五药相合，为散寒化湿、祛

风通络的良剂。

👉 运用

1.辨证要点

本方以不呕不渴、身体疼痛、不能自转侧为其辨证要点。

2.加减变化

体虚者，可加黄芪、熟地黄、党参；疾病深入经络者，可加地龙、红花、赤芍；恶寒、严重疼痛者，加制川乌、制草乌；兼有发热者，可加忍冬藤、石膏、知母。

3.现代运用

现代临床上常用于治疗类风湿性关节炎、风湿性关节炎以及各种风湿痹痛等症。

4.注意事项

服用本方剂期间，忌食猪肉、生葱、海带、菘菜、桃等食物。

第九章
百合狐惑病方

百合病是一种心肺阴虚内热的疾病。症状主要表现为精神恍惚不定、口苦、小便赤、脉微数。狐惑病的病机为湿热虫毒，前后二阴溃烂为狐，咽喉腐蚀为惑，主要表现为目赤红、咽喉蚀及前后二阴蚀。

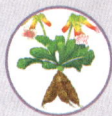

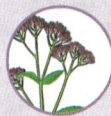

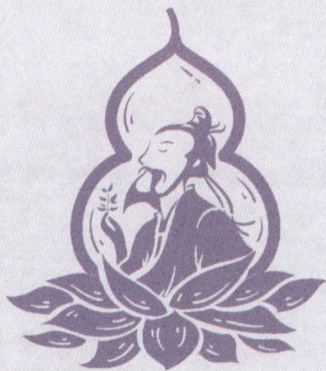

百合知母汤

[方　源]　《金匮要略》："百合病发汗后者，百合知母汤主之。"

[组　成]　知母（切）三两，百合（擘）七枚，泉水。

[用　法]　以上先以水洗百合，渍一宿，当白沫出，去其水，更
以泉水二升，煎取一升，去滓；别以泉水二升煎知母，
取一升，去滓，后合和煎，取一升五合，分温再服。

[功　用]　养阴补虚，清热润燥。

[主　治]　百合病误用发汗法后，虚热甚，津液受损，心烦口渴
之症。

[方　解]　本方主要用于治疗因百合病误用发汗法后，阴虚内热、
气血失和导致的心烦口燥等症。方中知母养阴清热，
除烦润燥；百合润肺清心，益气安神；泉水清气热，
利小便，益五脏。三者相合，具有补虚、清热、养阴
的功效。

运用

1. 辨证要点

本方以口鼻干燥、咳嗽或心烦、舌质红、少苔、脉细为
辨证要点。

2. 加减变化

心烦者，可加麦冬、竹叶、栀子；阴虚严重者，可加生
地黄、麦冬、沙参滋补阴津。

3. 现代运用

现代常用于治疗心动过速、神经官能症等。

百 合

鳞叶

主治: 阴虚燥咳、劳嗽咳血、虚烦惊悸、失眠多梦、精神恍惚。

产地分布: 分布于河北、江苏、浙江、安徽、江西、山东、河南、湖北、湖南、广东、四川、贵州、云南、西藏、陕西、甘肃等地。

形态特征: 鳞茎带有紫色,近球形,鳞叶荷花状。茎有紫色条纹,无毛。叶披针形或窄披针形,有短柄。花为乳白色,微黄,背面带淡紫色。果实为长圆形。

功 效: 清心安神,养阴润肺,清热。

使用禁忌: 中寒便溏、风寒咳嗽者忌服。

4. 注意事项

痰热证、瘀血证慎用。

百合地黄汤

[方　源]　《金匮要略》："百合病不经吐、下、发汗，病形如初者，百合地黄汤主之。"

[组　成]　生地黄汁一升，百合（擘）七枚。

[用　法]　百合花用清水洗净，浸泡一夜，待泡沫浮起时，将其沥干，再用泉水二升，煎取一升，去滓，纳入地黄汁，煎取一升五合，分温再服。中病，勿更服。大便当如漆。

[功　用]　补益心肺，养阴清热。

[主　治]　百合病之心肺阴虚内热证。

[方　解]　本方主要用于治疗因心肺阴虚内热导致的脾失健运，恶食，口苦，小便赤等症。治疗时应以补益心肺，养阴清热为主。方中百合润肺清心，益气安神；生地黄汁滋肾水，益心阴兼清热；泉水下热气，利小便，用以煎百合，纳入地黄汁，组成润养心肺、凉血清热治法。

👉 运用

1. 辨证要点

本方以饮食行为失调、心神不安、小便赤、口苦、脉微数为辨证要点。

地黄

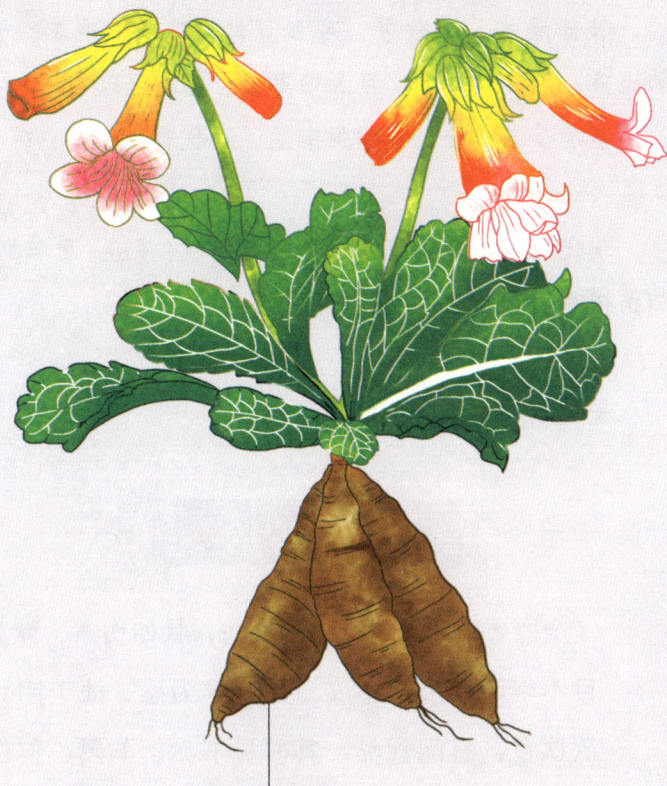

块根

主治：咽喉肿痛，津伤便秘，热病伤阴。

产地分布：主产于河南等地。

形态特征：被白色长柔毛。叶呈倒卵状披针形，叶面皱缩，叶下略有紫色，边缘有钝齿。花冠紫红色，内有黄紫色条纹，呈钟形。果实具宿萼和花柱，呈球形或卵圆形。

功　　效：生地黄：清热凉血，养阴生津。熟地黄：补血滋阴、益精填髓。

使用禁忌：腹满便溏、脾虚湿滞者忌用。

2. 加减变化

肺部燥热、咳嗽者，可加贝母、麦冬、沙参、甘草以润肺止咳；心神烦躁者，可加炒枣仁、夜交藤以宁心安神；兼瘀浊闭塞清澈之脏证，可加胆南星、石菖蒲、郁金、茯神等。

3. 现代运用

现代临床上常用于治疗神经官能症、癔症、更年期综合征、肺结核等属心肺阴虚内热者。

4. 注意事项

大补元气类食物忌用。

甘草泻心汤

[方　源] 《金匮要略》："狐惑之为病，状如伤寒，默默欲眠，目不得闭，卧起不安，蚀于喉为惑，蚀于阴为狐，不欲饮食，恶闻食臭，其面目乍赤、乍黑、乍白。蚀于上部则声喝（一作嗄），甘草泻心汤主之。"

[组　成] 甘草四两，黄芩、人参、干姜各三两，黄连一两，大枣十二枚，半夏半升。

[用　法] 以上七味药，用水一斗，煮取六升，去滓，再煎取三升，温服一升，日三服。

[功　效] 益气和胃，消痞降逆。

[主　治] 伤寒痞证。

[方　解] 本方常用于治疗中虚严重、升降失常、脾胃不和、寒热错杂导致的腹中雷鸣，痞利严重，干呕等病症。方中甘草补中益脾胃；半夏、干姜通畅中焦气机；大枣

别　　名：兰、兰草、水香。

产地分布：分布于安徽、河北、江苏、浙江、湖北、湖南、江西、山东、广东、广西、四川、贵州、云南、陕西等地。

性　　味：性平，味辛。

功效主治：芳香化湿，醒脾开胃，发表解暑。可用于治疗暑湿，湿阻中焦，湿温初起。

使用禁忌：气虚、阴虚血燥者慎服。

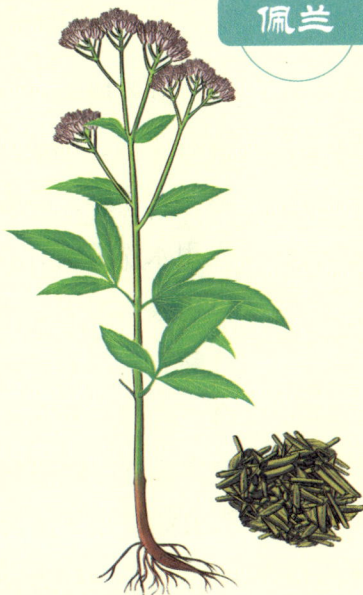

佩兰

补中益气，与甘草相合，具有扶正祛邪的功效。七药相合，共达益气和胃、消痞降逆的功效。

👉 运用

1. 辨证要点

本方以脘腹痞闷、气虚无力为辨证要点。

2. 加减变化

咽喉溃烂者，加升麻；鼻口出气灼热者，加生石膏、知母；湿热盛行者，加茯苓、米仁等；五心烦热者，加胡黄连；不欲饮食者，加藿香、佩兰；眼部损害者，加密蒙花、草决明。

3. 现代运用

本方常用于治疗白塞综合征、急慢性胃肠炎等。

4. 注意事项

甘草可能有腹胀、泛酸及浮肿等不良反应。

滑石代赭汤

[方　源]　《金匮要略》："百合病下之后者，滑石代赭汤主之。"

[组　成]　滑石（碎，绵裹）三两，百合（擘）七枚，代赭石如弹丸大（碎，绵裹）一枚。

[用　法]　先用水洗百合，浸泡一宿，待泡沫浮起，滤干水分，再用泉水二升，煎取一升，去滓；另用山泉二升，煎代赭石、滑石，取一升，去滓，和前面的百合煎汁混合，再煎一升五合，分温服。

[功　用]　和胃降逆，养阴利水。

[主　治]　百合病误用下法后伤阴，气逆呕吐，小便减少者。

[方　解]　本方用于治疗百合病误用下法导致的气逆呕吐，伤阴，小便减少。方中滑石清心肺之热以利湿；百合滋心肺之阴以清虚热；代赭石清泻胃中郁热，降逆下行。三药相合，共达平降胃气、清养心肺、使热下泄的功效。

👉 运用

1. 辨证要点

本方以欲呕，或恶心，心烦，或痰少，或四肢沉重，舌红苔薄，脉虚数为辨证要点。

2. 加减变化

湿热盛行者，可加茯苓、苍术；血虚明显者，可加熟地黄、当归；虚热明显者，可加知母、黄檗。

3. 现代运用

现代临床上常用于治疗慢性胆囊炎、慢性萎缩性胃炎、支气管扩张、支气管哮喘等。

4. 注意事项

阳虚证、瘀血证、痰热证患者慎用。

第十章 疟病奔豚气病方

疟病可分为温疟、牝疟和瘅疟，该病以寒战壮热、往来寒热、休作有时为特点，一般由感受疟邪所导致。值得注意的是，疟病若日久不愈，可形成疟母。奔豚气病是指病人有意识地呼吸困难，发作时患者感觉气从小腹冲上胸咽，十分痛苦，但在缓解后，冲气平息，恢复正常。由于气冲如小猪奔突，故名『奔豚气』。

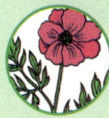

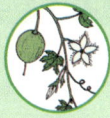

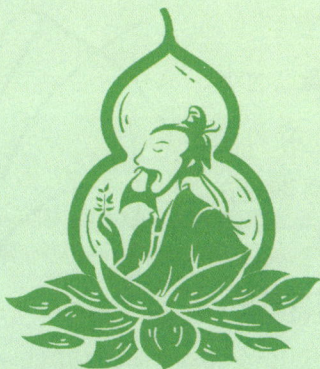

白虎加桂枝汤

[方　源]　《金匮要略》："温疟者，其脉如平，身无寒但热，骨节疼烦，时呕，白虎加桂枝汤主之。"

[组　成]　石膏一斤，知母六两，桂枝（去皮）三两，甘草（炙）二两，粳米二合。

[用　法]　上锉，每五钱，以水一盏半，煎至八分，去渣滓，温服。汗出即愈。

[功　用]　通络，清热和营。

[主　治]　温疟以及风湿热痹等症。

[方　解]　本方主要用于治疗阳明热盛，风寒客于肌表所导致的

别　　名：连母、地参、蚳母、野蓼。

产地分布：主产于河北、陕西、内蒙古等地。

性　　味：性寒，味苦、甘。

功效主治：清热泻火，滋阴润燥。可用于治疗外感热病，高热烦渴，肺热燥咳，骨蒸潮热，内热消渴，肠燥便秘。

使用禁忌：脾胃虚寒，大便溏泄者禁服。

知母

温疟以及风湿热痹等症，治疗时应以清热、通络和营卫为主。方中石膏清透肌肤、骨节郁热；知母滋阴润燥，清热除烦，和利关节；桂枝辛温，通营卫，解肌表；甘草益气补中，兼防寒凉药伤胃；粳米补中益气，顾护正气以驱邪。该方辛寒辛温并投，清温兼施，共奏辛寒清热兼以辛温解肌通阳达表之功效。

👉 运用

1. 辨证要点

本方在临床上以肌肉关节疼痛，或高热，或寒热交替发作，苔薄黄，舌质红，口渴，脉数或细为辨证要点。

2. 加减变化

红肿者，可加贝母、牡丹皮；关节疼痛者，可加赤芍、桃仁；寒热交替者，可加青蒿、柴胡。

3. 现代运用

现代常用于治疗疟疾，花粉症，特应性皮炎，流行性出血热，钩端螺旋体病，日光性皮肤病，过敏性血小板减少等症。

4. 注意事项

寒湿证者慎用。

柴胡桂姜汤

[方　源] 《金匮要略》："治疟寒多微有热，或但寒不热。服一剂如神。"

[组　成] 柴胡半斤，栝楼根四两，桂枝（去皮）、牡蛎（熬）、

黄芩各三两，干姜、甘草（炙）各二两。

[用　法] 以上七味药，用水一斗二升，煮取六升，去药渣再煎，取三升，温服一升，日服三次。初服微烦，复服汗出便愈。

[功　用] 化饮散结，和解截疟。

[主　治] 胸胁满微结、渴而不呕、寒热、心烦、小便不利。

[方　解] 本方主要用于治疗寒热错杂之疟病，治疗时应以化饮散结、和解截疟为主。方中桂枝、干姜以温阳祛寒；柴胡、牡蛎以散气结；黄芩、栝楼根以清热润燥；甘草调和诸药。七药相合，共奏调和阴阳、寒温并用之功效。

👉 运用

1. 辨证要点

本方以寒多热少或只寒不热之疟病，舌质淡红、苔薄白为辨证要点。

2. 加减变化

烧心、口苦、打嗝、慢性胃肠炎、胸部胁满、大便不爽者，可与黄连汤合用；失眠或心悸失眠、口渴者，可以与栀子豉汤合用；恶寒、心下满、胸胁满、嗳气者，可以与香砂枳术汤合用。

3. 现代运用

现代常用于治疗寒多热少或只寒不热之疟病，还可用于治疗冠心病、心动过缓、肝炎、窦性心动过速、糖尿病、口腔炎等类属肝郁脾虚寒热错杂者。

鳖甲煎丸

[方　源] 《金匮要略》："病疟，以月一日发，当以十五日愈；设不差，当月尽解；如其小差，当如何？师曰：此结为癥瘕，名曰疟母，急治之，宜鳖甲煎丸。"

[组　成] 鳖甲（炙）、赤硝（熬）各十二分，柴胡、䗪螂（熬）各六分，芍药、牡丹（去心）、䗪虫（熬）各五分，蜂窠（熬）四分，乌扇（烧）、黄芩、鼠妇（熬）、干姜、大黄、桂枝、石韦（去毛）、厚朴、紫葳、阿胶（炙）各三分，瞿麦、桃仁各二分，葶苈、半夏、人参各一分。

[用　法] 以上二十三味药，为末，取锻灶下灰一斗，清酒一斛五斗，浸灰，候酒尽一半，着鳖甲于中，煮令泛烂如胶漆，绞取汁，纳入诸药，煎，为丸如梧子大，空心服七丸，日三服。

[功　用] 祛湿化痰，行气活血，软坚消癥。

[主　治] 疟母、癥瘕等症。

[方　解] 本方是治疗疟母的主要方剂。疟病反复发作、长久不愈将导致正气日衰，气血运行不畅，寒热痰湿之邪及气血相搏结，结成痞块而形成疟母。治疗时应以祛湿化痰，行气活血，软坚消癥为主。方中鳖甲除寒热，入肝络而搜邪；芍药、紫葳、乌扇（即射干）、桃仁、牡丹皮、赤硝、大黄破血通滞，散瘀散结；石韦、瞿麦、葶苈子利水；半夏、厚朴、柴胡、桂枝、黄芩、干姜宣畅气机，平调寒热；蜂窠（即露蜂房）、鼠妇、䗪

牡 丹

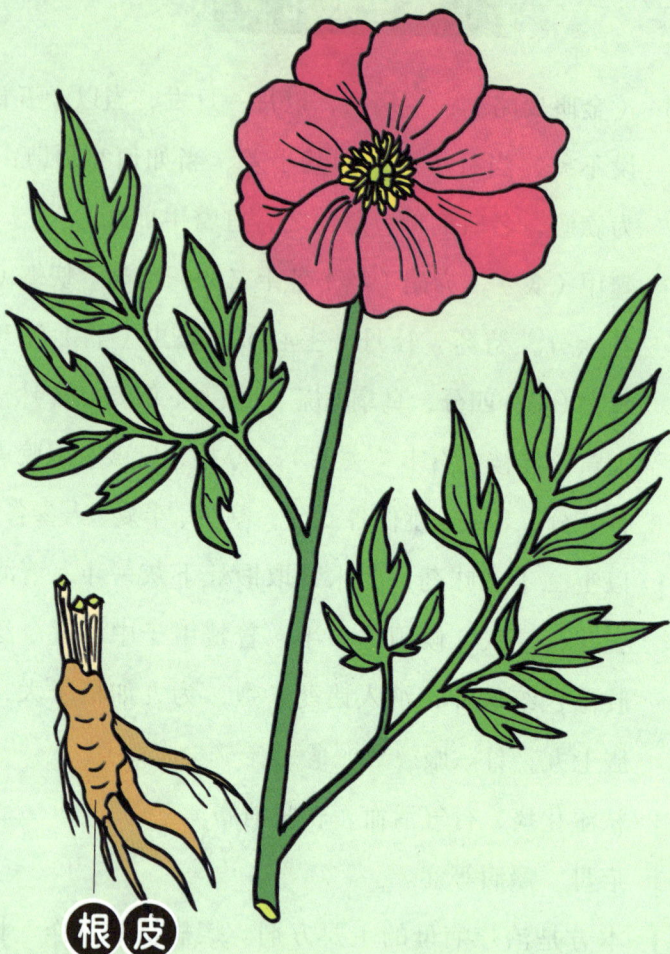

根皮

主治: 热入营血, 湿毒发斑, 血热吐衄; 阴虚发热, 夜热早凉, 无汗骨蒸; 血滞经闭痛经, 跌仆伤痛; 痈肿疮毒。

产地分布: 全国各地多有栽培, 供观赏。

形态特征: 牡丹根部粗大。枝粗壮, 茎部直立, 树皮为黑灰色。花两性, 为粉红色、紫色、红色、玫瑰色、黄色、豆绿色或白色, 有变异, 花盘革质, 杯状。

功　　效: 活血散瘀, 清热凉血。

使用禁忌: 虚寒、血虚诸证, 孕妇及妇女月经过多者忌用。

虫（即土鳖虫）、䗪螂消坚杀虫，祛疟；人参、阿胶益气血；灶中灰除坚积；清酒行药势。二十三味相合，共奏杀虫止疟、破瘀消痞的功效。

运用

1.辨证要点

本方是治疗疟母、癥瘕的常用方剂。以腹中疼痛、肌肉消瘦、癥瘕结于胁下且推之不移、饮食减少、偶有寒热等为辨证要点。

2.加减变化

腹水严重者，可加车前子、大腹皮、茯苓、椒目等；寒湿严重者，可去黄芩、大黄，加肉桂、附子；气滞严重者，可加枳壳、木香；湿热严重者，去桂枝、干姜，可加栀子、茵陈蒿。

3.现代运用

现代临床常用于治疗肝癌、卵巢囊肿、肝硬化、肝脾肿大、子宫肌瘤等证属气滞血瘀、正气日衰者。

4.注意事项

虚人、孕妇忌用。

柴胡去半夏加栝楼根汤

[方　源]　《外台秘要》："治疟病发渴者，亦治劳疟。"

[组　成]　柴胡八两，栝楼根四两，人参、黄芩、甘草各三两，生姜二两，大枣十二枚。

[用　法]　以上七味药，用水一斗二升，煮取六升，去滓，再煎，

别　　名：果蠃、王苦、地楼。

产地分布：分布于我国北方至长江流域各地。

性　　味：性寒，味苦。

功效主治：清热涤痰，宽胸散结，润燥滑肠。可用于治疗肺热咳嗽、胸痹心痛、肺痈、大便秘结等。

使用禁忌：便溏及寒痰、湿痰、脾胃虚寒者慎服。

栝楼

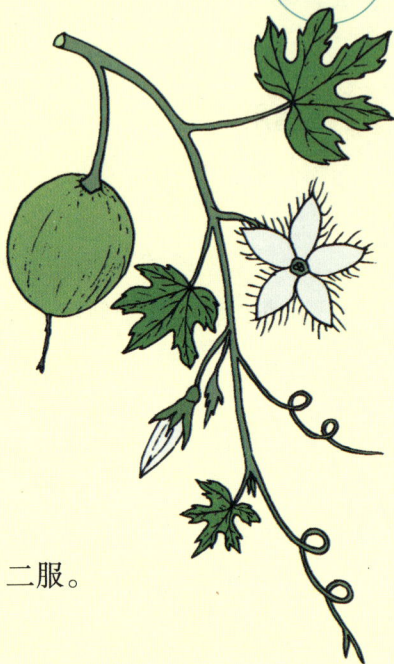

取至三升，温服一升，日二服。

[功　用] 截疟生津。

[主　治] 劳疟、疟病发渴等证属邪客少阳兼津伤。

[方　解] 本方用于治疗疟病发渴者，亦治劳疟。因为疟病邪藏于半表半里，所以用小柴胡汤和解少阳之邪热，但口渴导致热盛津伤，故去半夏之辛燥，加栝楼根凉润滋阴，以清热生津。本方因具有和解少阳、健胃生津、益气养血的作用，所以也可用于劳疟。

☞ 运用

1. 辨证要点

临床上以发作有时、口渴欲饮、寒热往来、舌红少津、脉弦细为辨证要点。

2. 加减变化

大便干燥、不畅者，可加杏仁、火麻仁、莱菔子；兼有少阳、少阴病者，可与八味肾气丸同服；肺结核、身体羸弱、潮热盗汗、手足心热、脉细数者，可加蜈蚣（打粉、冲服），与知柏地黄汤合用。

3. 现代运用

现代常用于治疗产后发热、肺结核、糖尿病、肝炎等证属本方证病机疾病。

4. 注意事项

柴胡具有升散的特点，阴虚火旺、阴虚阳亢、肝风内动及气机上逆者忌用或慎用。

奔豚汤

[方　源]　《金匮要略》："奔豚气上冲胸，腹痛，往来寒热，奔豚汤主之。"

[组　成]　甘李根白皮一升，生葛五两，半夏、生姜各四两，甘草、芎䓖（即川芎）、黄芩、当归、芍药各二两。

[用　法]　以上九味药，加水二斗，煮取五升，温服一升，日三夜一服。

[功　用]　降逆止痛，疏肝清热。

[主　治]　肝气郁结，惊恐恼怒，奔豚气上冲胸，气逆上攻，肝胃不和，噫气呕呃，胁肋疼痛等症。

[方　解]　方中甘李根白皮具有清肝热、降逆气、止奔豚的功效，搭配苦寒的黄芩，具有降低肝气，清除郁热的功效；

葛根、半夏、生姜具有升清降浊、平和胃气的功效；甘草则可以益气和中，调和其他药物，与芍药一起使用可以缓解疼痛；当归、芎䓖（即川芎）、芍药可以养血调肝，增强肝脏功能。这些药物共同使用可以平衡肝脾的功能，治疗气冲腹痛、往来寒热等症。

👉 运用

1. 辨证要点

本方是治疗肝热气逆奔豚证的常用药方。临床以气从少腹上冲胸或至咽喉，时作时止，心烦易怒，往来寒热，腹痛，舌红苔黄，脉弦或数为辨证要点。

2. 加减变化

气逆严重者，可加桂枝、枳壳，以降气行气；咳嗽者，加苏子、葶苈子，以降逆止咳；气郁者，可加柴胡、青皮，以理气下气。

川芎

3. 现代运用

本方常用于癔症、冠心病、肝胆疾患、神经官能症及更年期综合征等。

4. 注意事项

禁食海藻、菘菜、羊肉。

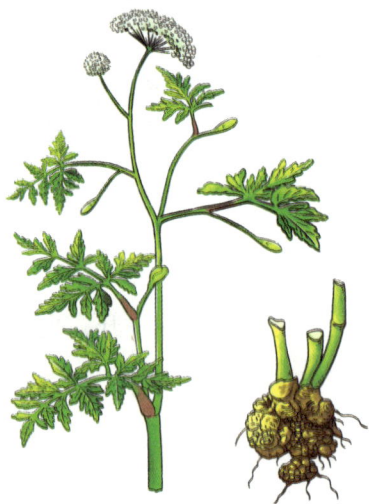

第十一章 中风历节虚劳病方

中风一般是由于正气亏虚，受外邪诱发所导致，类属杂病。其症状表现为突然昏倒、口眼㖞斜、半身不遂，严重者将昏迷、记忆缺失。历节病症状表现为关节疼痛、肿胀、扭曲等，其病机为正气亏虚、受风寒湿邪影响。虚劳是慢性衰弱性疾病的总称，其一般是由各种复杂的原因所导致的脏腑元气亏虚、阴阳气血两虚，治疗时应以补益脾肾为主。

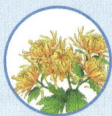

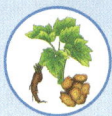

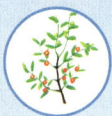

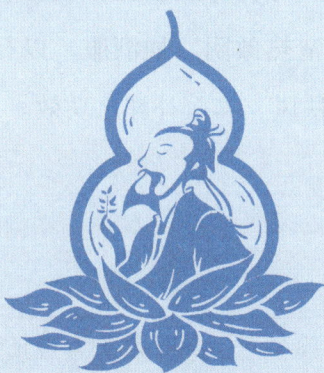

侯氏黑散

[方　源]　《金匮要略》："治大风，四肢烦重，心中恶寒不足者。"

[组　成]　菊花四十分，白术、防风各十分，桔梗八分，细辛、茯苓、牡蛎、人参、矾石、黄芩、当归、干姜、芎䓖、桂枝各三分。

[用　法]　以上十四味药，杵为散，以酒服方寸匕，日一服，初服二十日，以温酒调服。

[功　用]　化痰通络，清肝祛风。

[主　治]　风邪于心脾，症状为胸闷气短、四肢烦重、心中恶寒、身痒瘾疹。

[方　解]　本方常用于治疗气血不足、心脾两虚、湿痰夹风导致的胸闷气短、四肢烦重等病症。方中菊花制火、平木；白术、人参、茯苓、干姜益气补脾；防风、细辛、桂枝祛风散邪；当归、芎䓖养血活血；矾石、桔梗化痰降逆；黄芩、牡蛎清热敛阴。加酒服，以行药效。诸药相合，共奏化痰祛风、养血补脾之功效。

👉 运用

1. 辨证要点

本方以四肢烦重、胸闷气短、身痒瘾疹为辨证要点。

2. 加减变化

气血不足者，可加熟地黄、黄芪、何首乌；热象不明显者，去黄芩；痰涎较多、头晕目眩者，可加胆南星、白附子。

菊 花

花

主治：诸风、头眩、肿痛之症。

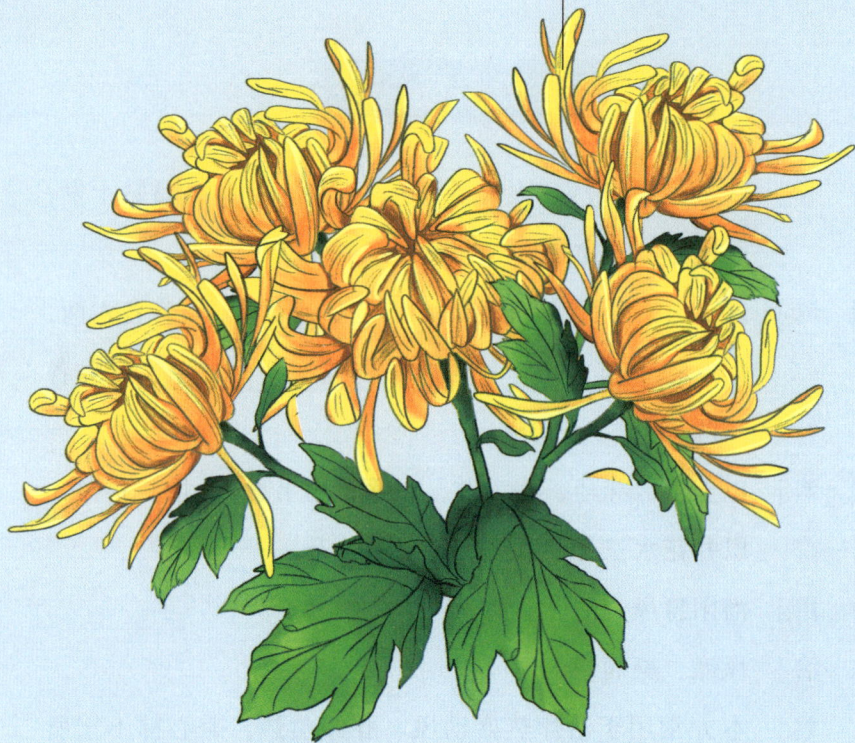

产地分布：全国各地均有栽培。

形态特征：本品为头状花序，单个或数个集于茎枝顶端，大小不一；花为紫色、白色、红色或黄色，呈舌状花瓣。总苞片外层为绿色，条形，外被柔毛。果瘦，不发育。

功　　效：清热解毒，平抑肝阳，清肝，明目。

使用禁忌：泄泻、气虚胃寒者慎用。

3.现代运用

现代常用于治疗眩晕、荨麻疹、高血压、高脂血症、慢性结肠炎。

4.注意事项

忌冷食，以及鱼、肉、大蒜等刺激、油腻之品。

风引汤

[方　源]　《金匮要略》："大人风引，少小惊痫瘛疭，日数十发，医所不疗，除热方。巢氏云：脚气宜风引汤。"

[组　成]　寒水石、滑石、赤石脂、白石脂、紫石英、石膏各六两，大黄、干姜、龙骨各四两，桂枝三两，甘草、牡蛎各二两。

[用　法]　以上十二味药，杵为散，粗筛，用韦囊盛。取三指撮，以井花水三升，煮三沸，温服一升。

[功　用]　潜阳息风，清肝益阴。

[主　治]　风瘫、癫痫。

[方　解]　本方常用于治疗热盛动风、肝经蕴热，兼心神不宁所致的中风、癫痫、小儿惊风等症。治疗时应以清热息风，安神为主。方中寒水石、石膏与滑石性寒凉，清热泻火；大黄苦寒，泻火通便；赤、白石脂除风，兼固涩；龙骨、牡蛎和紫石英镇心安神；桂枝祛风解肌、平冲降逆，与干姜搭配，可防止药寒凝碍于胃；甘草调和诸药，宣和胃气。十二味药相合，共奏重镇息风、清热泻火之功效。

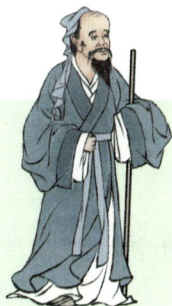

·中医小智囊·

　　李时珍云："凡服汤药，虽品物专精，修治如法，而煎药者鲁莽造次，水质不良，火候失度，则药亦无功。"井花水为清晨刚刚汲取的水，也叫"井华水"。可见，药效的发挥，并不只在于药材本身的品质和配比，熬煮时所用的水也是很重要的。

👉 运用

1.辨证要点

　　临床应用以四肢抽搐或手足麻木、头晕目眩或头痛、舌偏红、苔薄黄、脉弦或滑为辨证要点。

2.加减变化

　　麻木者，可加黄芪、当归；健忘者，可加龙眼肉、远志、石菖蒲；腰膝酸软者，可加牛膝、杜仲；手脚抽搐者，可加全蝎、僵蚕。

3.现代运用

　　现代常用于治疗小儿麻痹及其后遗症、乙型脑炎及其后遗症、流行性脑膜炎及其后遗症、流行性出血热等。

4.注意事项

　　阴血虚证者慎用。

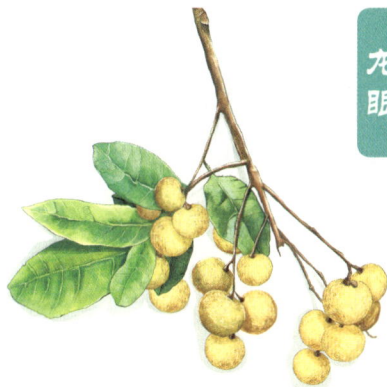

矾石汤

[方　源] 《金匮要略》："治脚气冲心。"

[组　成] 矾石二两。

[用　法] 以上一味药，用浆水一斗五升，煎至三五沸，浸脚良。

[功　用] 逐水护心，燥湿消肿，清热解毒。

[主　治] 胸闷泛恶，腿脚肿痛，脚气，或挛急上冲，发热恶寒等病症。

[方　解] 本方常用于治疗湿毒所导致的疼痛、心悸或发狂、脚肿、溃烂、气喘、呕吐等病症。治疗时应以逐水护心，燥湿消肿，清热解毒为主。方中矾石泻湿止痒，解毒杀虫，善解湿毒。用浆水煎煮，以增强清热解毒、利湿止痒之功效。

👉 运 用

1. 辨证要点

本方以脚溃烂，局部瘙痒难以忍受，或肿痛，舌苔薄黄，脉沉或滑为辨证要点。

2. 加减变化

足痒者，可加地肤子、花椒以燥湿止痒；足肿者，可加黄檗、黄连以燥湿消肿；湿毒者，可加蛇床子、苦参以温化湿毒。

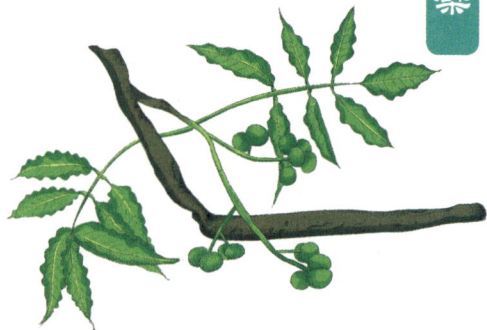

黄檗

3. 现代运用

现代常用于治疗银屑病、病毒性疱疹、过敏性皮炎、皮肤真菌等。

4. 注意事项

阳虚者慎用。

酸枣仁汤

[方　源] 《金匮要略》："虚劳虚烦不得眠，酸枣仁汤主之。"

[组　成] 酸枣仁二升，知母、茯苓、芎䓖、生姜各二两，甘草一两。

[用　法] 以上五味药，用水八升，纳入酸枣仁，煮取六升，纳诸药，煮取三升，分三次温服。

别　　名：五眼果、山枣子、人面子。

产地分布：分布于西北、华北及江苏、辽宁、安徽、山东、河南等地。

性　　味：性平，味甘、酸。

功效主治：生津敛汗，宁心安神，养心补肝，止泻，止血止痛，利尿。可用于治疗虚烦不眠，惊悸怔忡，体虚自汗、盗汗之症。

使用禁忌：表证未尽者、外感表证者忌用。

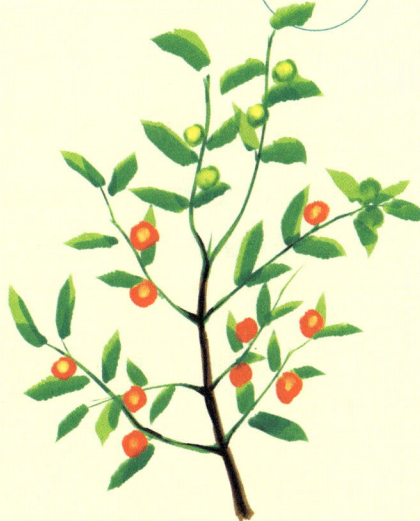

酸枣

109

[功　用] 清热除烦，养血安神。

[主　治] 肝血不足，虚热内扰证。

[方　解] 本方常用于治疗阴虚内热、肝血不足所导致的魂不守舍、虚烦失眠、心悸不安、头目眩晕等类属血虚肝旺之症。治疗时应以养血、清热为主。方中酸枣仁味甘、酸，质润，具宁心安神、养血补肝之效；知母苦寒，能清热除烦、滋阴润燥；茯苓宁心安神；芎劳辛散，疏肝气、调肝血；甘草调和诸药，和中缓急。五药相合，共达清热除烦、养血安神的功效。

运用

1.辨证要点

本方以咽干口燥、虚烦失眠、舌红、脉弦细为辨证要点。

2.加减变化

兼盗汗者，可加五味子、牡蛎以安神敛汗；血虚严重兼有头晕目眩者，可加当归、枸杞子、白芍以养血补肝；虚火重而咽干口燥严重者，可加麦冬、生地黄以养阴清热；睡眠易受惊者，可加龙齿、珍珠母以镇惊安神。

3.现代运用

现代常用于治疗神经衰弱、更年期综合征、心脏神经官能症等类属心肝血虚、虚热内扰者。

4.注意事项

郁火症者、滑泄症者忌用。

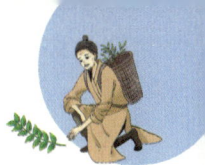

薯蓣丸

[方　源] 《金匮要略》："虚劳诸不足，风气百疾，薯蓣丸主之。"

[组　成] 薯蓣三十分，甘草二十八分，当归、桂枝、神曲、干地黄、豆黄卷各十分，人参、阿胶各七分，芎䓖、芍药、白术、麦冬、杏仁、防风各六分，柴胡、桔梗、茯苓各五分，干姜三分，白蔹二分，大枣百枚。

[用　法] 以上二十一味药，为末，炼蜜和丸，如弹子大，空腹酒服一丸，一百丸为剂。

[功　用] 疏风散邪，补气养血。

[主　治] 阴阳失调，虚劳气血俱虚，外兼消瘦乏力，风邪，头晕目眩，心悸气短，不思饮食等症。

[方　解] 本方常用于治疗阴阳失调，虚劳气血俱虚，外兼消瘦乏力等病症，治疗时应以疏风散邪、补气养血为主。方中薯蓣化阴助阳，健脾益气；人参安神定志，大补元气；当归活血化瘀，养血生新；干地黄滋补阴血，兼清虚热；白芍益脾通络，补血敛阴；茯苓渗利湿浊，健脾益气；芎䓖行血理气，行上达下；白术燥湿和中，健脾益气；干姜温阳祛寒；杏仁肃降肺气；桂枝、防风调和营卫，解肌散邪；麦冬滋阴清热；阿胶补血化阴；白蔹清热解毒；桔梗清宣肺气；柴胡调理气机；神曲健脾和胃消食；豆黄卷清热解表，并利湿邪；大枣、甘草调和诸药，补益中气。此二十一味药相合，共奏疏风散邪、补气养血之功效。

别　　名：山薯蓣、淮山药。

产地分布：分布于华北、西北、华东和华中地区。

性　　味：性平，味甘。

功效主治：补脾肺肾，益气养阴，固精止带。可用于治疗肾虚证、脾虚证、肺虚证、消渴气阴两虚证。

使用禁忌：实邪、积滞或湿盛中满者忌用。

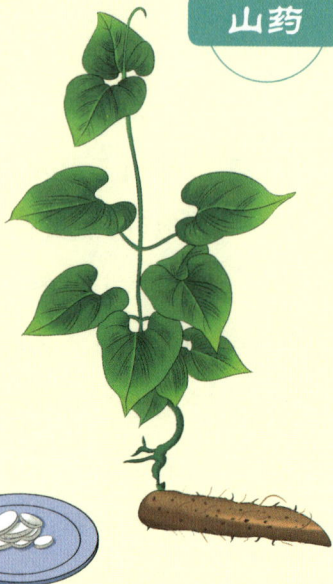

山药

👉 运用

1. 辨证要点

本方以头目眩晕、羸弱乏力、日久不愈，或兼有表证、关节酸痛，或易于感冒为辨证要点。

2. 加减变化

阳虚甚者，加重干姜用量，减干地黄、麦冬等用量，或加附子温振阳气；血虚较重者，可重用当归、阿胶、干地黄、芍药、大枣用量；气虚较重者，加重四君子汤药量；阴虚甚者，加重麦冬、阿胶用量。

3. 现代运用

现代常用于治疗外伤经久不愈、肺结核、反复感冒、慢性荨麻疹、类风湿性关节炎等症。

4. 注意事项

感冒患者慎用，过敏者禁用。

小建中汤

[方　源] 《金匮要略》："虚劳里急，悸，衄，腹中痛，梦失精，四肢酸疼，手足烦热，咽干口燥，小建中汤主之。"

[组　成] 芍药六两，桂枝（去皮）、甘草（炙）各三两，生姜二两，大枣十二枚，胶饴一升。

[用　法] 以上五味药，用水七升，煮取三升，去渣，纳入胶饴，更上微火消解，温服一升，日服三次。

[功　用] 和里缓急，温中补虚。

[主　治] 肝脾不和、中焦虚寒证。

[方　解] 本方常用于治疗肝脾失和、中焦虚寒、化源不足导致的腹中拘急疼痛、喜温喜按，以及面色无华、发热、心悸、口燥咽干等病症。治疗时应以和里缓急，温中补虚为主。方中胶饴为君药，缓急止痛、温补中焦；桂枝温阳祛寒，白芍缓肝急、养营阴、止腹痛，二者共为臣药；生姜温胃祛寒，大枣补脾益气，二者均为佐药；炙甘草为佐使，具有调和诸药、益气和中的功效。六药相合，共奏和里缓急、温中补虚之功效。

👉 运用

1. 辨证要点

本方以心悸、发热、腹痛喜温喜按，见舌淡苔白、面色苍白、脉细弦为辨证要点。

113

2.加减变化

兼有气滞者，加木香以行气止痛；中焦寒重者，加干姜以温中散寒；面色萎黄、短气神疲者，加人参、黄芪、当归以补养气血；便溏者，加白术以健脾燥湿止泻。

3.现代运用

现代常用于治疗慢性肝炎、胃及十二指肠溃疡、慢性胃炎、再生障碍性贫血、神经衰弱、功能性发热等。

4.注意事项

阴虚火旺之胃脘疼痛，中满、呕吐者忌用。

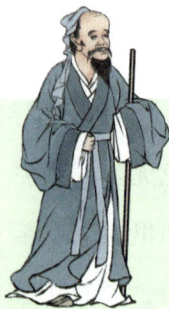

·中医小智囊·

本方倍芍药用量，益于阳虚而营阴不足的病症。大建中汤补虚散寒的作用比小建中汤峻烈，也具有降逆止呕作用，用于治疗阴寒内盛之腹痛呕逆、中阳衰弱之证。黄芪建中汤为小建中汤加黄芪，具有增强益气建中的功效。当归建中汤侧重于和血止痛的功效。

大黄䗪虫丸

[方　源] 《金匮要略》："五劳虚极羸瘦，腹满不能饮食，食伤、忧伤、饮伤、房室伤、饥伤、劳伤，经络营卫气伤，内有干血，肌肤甲错，两目黯黑。缓中补虚，大黄䗪虫丸主之。"

[组　成] 干地黄（蒸）十两，芍药四两，甘草三两，黄芩二两，桃仁、杏仁、蛴螬、虻虫各一升，䗪虫半升，干漆一两，大黄十分，水蛭百枚。

[用　法] 以上十二味药，为末，炼蜜和丸小豆大，酒饮服五丸，日服三次。

[功　用] 活血祛瘀，消癥生新。

[主　治] 瘀血内停之干血劳。

[方　解] 本方主要用于治疗干血劳病。方中大黄起破积聚，凉血清热，推陈出新；䗪虫有消肿块、破瘀血、通经脉的功效。桃仁合杏仁开大肠，降肺气；水蛭、虻虫、桃仁、干漆、蛴螬活血通经，消散积聚，攻逐瘀血；黄芩、杏仁清肺气，散郁热；黄芩配大黄，清上泻下，

别　　名：将军、黄良、火参。

产地分布：分布于甘肃、青海等地。

性　　味：性寒，味苦。

功效主治：凉血解毒，泻下攻积，清热泻火，逐瘀通经止血，利湿退黄。可用于治疗积滞便秘，血热吐衄，目赤咽肿等症。

使用禁忌：脾胃虚弱者慎用。月经期、妊娠期、哺乳期患者忌用。

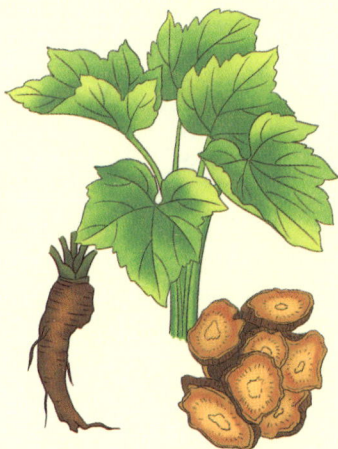

大黄

共逐瘀热；生地黄、甘草、芍药养血濡脉，滋阴补肾，和中缓急；以酒送服，以助药效。十二味药相合，达成祛瘀清瘀、滋阴润燥的功效。

运用

1. 辨证要点

临床应用以体瘦食少、瘀血日久、两目黯黑、脉涩为辨证要点。

2. 加减变化

本方常用丸剂，临床可以根据情况选择相关药物煎汤送服。

3. 现代运用

现代适用于治疗肥胖性脂肪肝、肝硬化、慢性活动性肝炎、周围血管疾病等。

4. 注意事项

皮肤过敏者忌用。

第十二章

肺痿肺痈咳嗽上气病方

肺痿是指肺气痿弱不振，主要有虚热、虚寒两种类型。

肺痈是风热毒邪在肺中所形成的脓肿，其分为三个时期：表证期，酿脓期，化脓期。咳嗽上气是指咳嗽气逆于上，分为虚实两种。

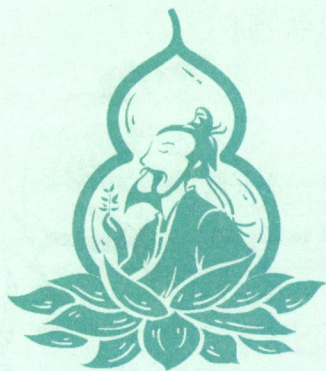

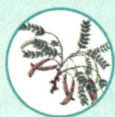

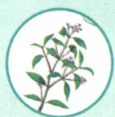

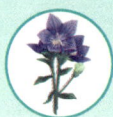

皂荚丸

[方　源]　《金匮要略》：“咳逆上气，时时吐唾浊，但坐不得眠，皂荚丸主之。”

[组　成]　皂荚（去皮，酥炙）八两。

[用　法]　以上一味药，为末，蜜丸梧子大，用枣膏和汤服三丸，日三夜一服。

[功　用]　止咳祛痰。

[主　治]　咳嗽气逆于上，常吐浊痰，坐不得卧，苔白，脉滑。

[方　解]　本方主要用于治疗咳嗽气逆于上、常吐浊痰等病症，治疗时应以止咳祛痰为主。方中皂荚通畅气道，气轻宣散，除胶结之痰，止咳平喘；大枣、蜜，补益肺气，制皂荚之毒性、峻性。

别　　名：鸡栖子、皂角、大皂荚。

产地分布：主产于四川、山东、陕西、湖北、河南等地。

性　　味：性温，味辛、咸。

功效主治：开窍通闭，祛痰止咳，杀虫散结。可用于治疗痰涎壅盛，痰咳喘满，中风口噤，神昏不语等病症。

使用禁忌：有小毒。体虚者、咯血者、孕妇忌用。

皂荚

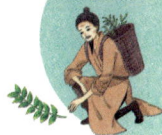

👉 运用

1. 辨证要点

本方以痰浊壅肺导致的时时吐浊痰、咳逆上气为辨证要点。

2. 加减变化

气喘明显者，可加葶苈子、紫苏子以降肺止逆；痰壅盛者，可加细辛、半夏以温肺燥湿化痰。

3. 现代运用

现代常用于治疗哮喘病、慢性支气管炎、癫痫、肺源性心脏病等。

4. 注意事项

气虚阴亏及有咯血倾向者、孕妇忌用。

小青龙加石膏汤

[方　源]　《金匮要略》："肺胀，咳而上气，烦躁而喘，脉浮者，心下有水，小青龙加石膏汤主之。"

[组　成]　麻黄、芍药、细辛、干姜、甘草、桂枝各三两，半夏、五味子各半升，石膏二两。

[用　法]　以上九味药，用清水一斗，先煮麻黄，减至一升，去上沫，纳入诸药，煮取三升。强者服一升，羸者减之，日三次，小儿服四合。

[功　用]　宣肺祛寒，散痰热。

[主　治]　咳逆上气，肺胀，心下有水气，烦躁而喘，脉浮者。

[方　解] 本方主要用于治疗寒痰郁结、寒痰内盛导致的咳嗽、气喘、烦躁、口干等病症。治疗时应以宣肺祛寒，散痰热为主。方中麻黄宣肺化饮，具有平喘止咳降逆的功效；桂枝通阳化气降逆；干姜醒脾；五味子收敛肺气；细辛祛寒，温肺化饮；半夏醒脾燥湿，降肺化饮；石膏清泻郁热；芍药由阳转阴，化饮；甘草调和诸药，益气祛邪。九药相合，共达宣肺祛寒、散痰热的功效。

👉 运用

1. 辨证要点

本方以无汗，咳嗽，或气喘，痰黄，咯痰不利，舌淡或红，苔薄白或薄黄，脉浮或紧或沉为辨证要点。

2. 加减变化

小便不通者，可加紫苏子、茯苓；夹热明显者，可加葶苈子、连翘以清泻郁热；气虚少气者，可加黄芪、蛤蚧补益肺气；烦躁不安者，可加淡豆豉、栀子以清热除烦。

3. 现代运用

现代常用于治疗过敏性哮喘、支气管炎、喘息性支气管炎、肺炎、肺源性心脏病、肺气肿、过敏性鼻炎、荨麻疹等。

4. 注意事项

肺阴虚证、肺热证者慎用。

泽漆汤

[方　源] 《金匮要略》："脉沉者，泽漆汤主之。"

[组　成]　泽漆（以水五斗，煮取一斗五升）三斤，紫参、生姜、白前各五两，甘草、黄芩、人参、桂枝各三两，半夏半升。

[用　法]　以上八味药，哎咀，纳入泽漆汁，煮取五升，温服五合，至夜尽。

[功　用]　祛痰利水，降逆止咳。

[主　治]　水饮内停，咳而脉沉者。

[方　解]　本方主要用于治疗水饮内停，咳而脉沉者，治疗时应以祛痰利水、降逆止咳为主。方中泽漆止咳平喘，清泻肺热，荡涤痰饮，散结开胸；紫参清肺解毒，去湿邪，断热饮；半夏燥湿醒脾，降肺止逆，化饮涤痰；白前降肺祛痰；黄芩清肺降泄；生姜宣肺、降逆、止咳；桂枝入肺化饮，通阳散结；人参补益肺气；甘草益气和中，调和诸药。九味药相合，共奏祛痰利水、降逆止咳之功效。

👉 运用

1. 辨证要点

本方以口干欲饮水、咳嗽、哮喘、心烦、舌红苔薄黄、脉浮或沉滑为辨证要点。

2. 加减变化

咳喘严重者，可加五味子、杏仁、款冬花；痰多颜色发黄者，可加栝楼仁、胆南星；咳血者，可加白茅根、白及。

3. 现代运用

现代常用于治疗病毒性肺炎、急性支气管炎、大叶性肺炎、

桂 枝

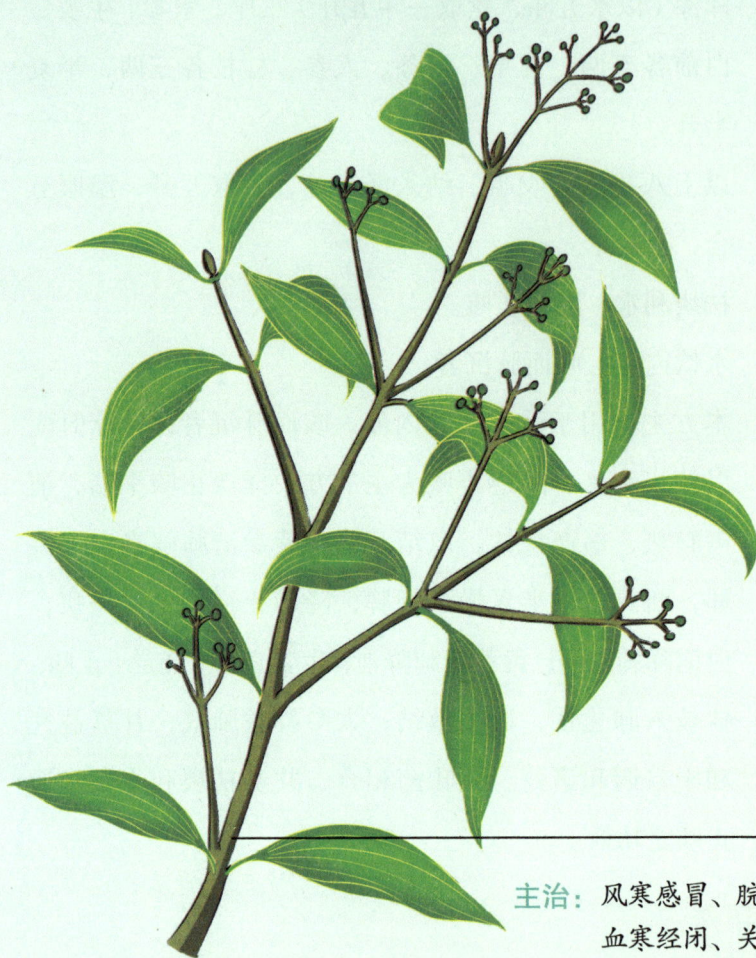

茎

主治：风寒感冒、脘腹冷痛、
血寒经闭、关节痹痛、
痰饮、水肿、心悸等。

产地分布：产于福建、广西、云南、广东等地。

形态特征：树皮灰褐色，芳香，幼枝略呈四棱形。叶互生，革质；长
椭圆形至近披针形；叶柄粗壮。圆锥花序腋生或近顶生，
被短柔毛；花小，黄绿色，椭圆形。浆果椭圆形或倒卵形，
先端稍平截，暗紫色，外有宿存花被。种子长卵形，紫色。

功　　效：发汗解肌、温通经脉、助阳化气、平冲降气。

使用禁忌：热病高热、阴虚火旺、血热妄行者禁服。

百日咳等。

4. 注意事项

肺寒饮证者慎用。

葶苈大枣泻肺汤

[方　源]　《金匮要略》："肺痈，喘不得卧，葶苈大枣泻肺汤主之。"

[组　成]　葶苈（熬令黄色，捣丸如弹子大），大枣十二枚。

[用　法]　先用水三升，煮枣取至二升，去枣，纳入葶苈，煮取一升，顿服之。

[功　用]　降气平喘，泻肺行水。

[主　治]　咳喘胸满不得卧，痰涎壅盛，或面目浮肿，心悸，苔腻，脉弦滑。

[方　解]　本方主要用于治疗痰热壅肺，肺痈初起，邪实气闭之证，治疗时应以降气平喘、泻肺行水为主。方中葶苈苦寒，能开泄肺气，具有泻上逐痰的功效；大枣甘温，安中而缓和药性，使泻邪而不伤正。二味药相合，共奏降气平喘、泻肺行水之功效。

👉 运用

1. 辨证要点

本方以气急浮肿、痰涎壅肺、咳喘胸满、苔腻脉滑为辨证要点。

2. 加减变化

呼吸困难者，可加甘遂末吞服，或加莱菔子、厚朴、紫苏子、白芥子、杏仁；咳痰稀白，身体厥冷者，和苓桂术甘汤同用；咳痰黄稠、舌红苔黄腻者，可加桑白皮、黄芩、黄连；胸痛明显者，可加赤芍、丹参、延胡索；体弱正虚者，可加黄芪、党参、白术。

3. 现代运用

现代常用于治疗上呼吸道感染、肺痈、哮喘病、支气管扩张、胸膜炎、肺气肿、液气胸、急性肺水肿、风湿性心脏病、肺源性心脏病等。

4. 注意事项

本方应中病即止，不宜久服。

越婢加半夏汤

[方　源] 《金匮要略》："咳而上气，此为肺胀，其人喘，目如脱状，脉浮大者，越婢加半夏汤主之。"

[组　成] 麻黄六两，石膏半斤，生姜三两，甘草二两，大枣十五枚，半夏半升。

[用　法] 上六味，用水六升，先煮麻黄，去上沫，纳入诸药，煮取三升，分三次温服。

[功　用] 宣肺平喘，清热降逆。

[主　治] 肺胀。

[方　解] 本方常用于治疗饮热内蕴，复感风邪所导致的肺胀，症状表现为身形如肿、上气喘咳、其目如脱。治疗时应以宣肺平喘，清热化痰为主。方中麻黄发散风邪，

宣肺平喘；生姜之辛散，合麻黄以发水气，助半夏以降逆化饮；石膏清泻内热；半夏燥化痰湿，降逆散结；大枣制水补脾，合生姜共调和营卫；甘草调和诸药，兼缓合麻黄之散、石膏之寒，攻邪而不伤正。六味药相合，共奏宣肺平喘、清热降逆之功效。

👉 **运用**

1. 辨证要点

本方以两目胀凸、咳喘、烦躁，或口渴、面目浮肿、舌淡红、苔黄或略腻、脉滑或沉为辨证要点。

2. 加减变化

胸胁胀满者，可加枳壳、葶苈子以降气宽胸；胸中烦热者，可加紫苏子、黄芩以清泻郁热；气郁滞者，可加柴胡、甘松以行气除滞；痰黄者，可加知母、桑白皮以清热化痰。

3. 现代运用

现代常用于治疗病毒性肺炎、百日咳、慢性支气管炎、支原体肺炎、肺气肿等。

4. 注意事项

肺气虚、肺阴虚者慎用。

桔梗汤

[方　源]　《金匮要略》："咳而胸满，振寒脉数，咽干不渴，时出浊唾腥臭，久久吐脓如米粥者，为肺痈，桔梗汤主之。"

别　　名：符蒀、白药、利如。

性　　味：性平，味苦、辛。

产地分布：分布于全国各地。

功效主治：宣肺祛痰，利咽排脓。可用于治疗胸闷不畅，咳嗽痰多，咽喉肿痛，失音等病症。

使用禁忌：一切呕吐、呛咳、气机上逆、眩晕、阴虚火旺咳血者忌用。

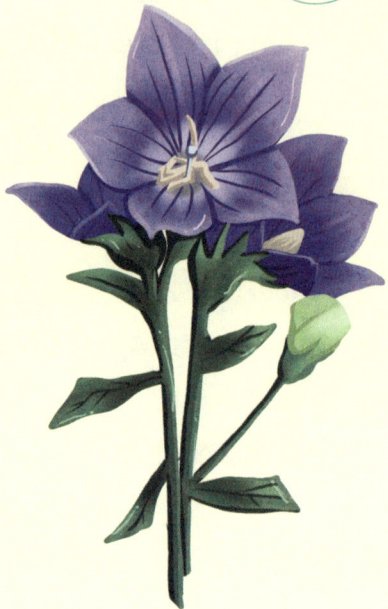

桔梗

[组　成] 甘草二两，桔梗一两。

[用　法] 以上二味药，用水三升，煮取一升，分温再服，则吐脓血也。

[功　用] 清热解毒，宣肺利咽。

[主　治] 风邪、热毒，积于少阴，上侵咽喉，有咽炎之痛，有风热之气；积于肺中，造成肺痈之象，有咳嗽、胸闷、寒战、口干舌燥、痰多之症。

[方　解] 本方常用于治疗邪热、痰热胶结、肺气逆乱、气机不利等导致的咳嗽、气喘、咳脓血、吐痰腥臭、胸中烦满、或疼痛等病症。治疗时应以清热解毒，宣肺利咽为主。方中桔梗宣发肺气，解毒排脓，消痰祛痰；甘草清热

泻火，解毒利咽，缓急止痛。二药相合，共奏清宣肺气、排脓解毒之功效。

👉 运用

1. 辨证要点

本方以咳吐脓血、咳嗽、或咽痛、胸中烦满、痰稠色黄、舌红、苔薄黄、脉浮数为辨证要点。

2. 加减变化

瘀血者，可加赤芍、桃仁以活血散瘀；热毒盛行者，可加鱼腥草、金银花、连翘以清热解毒；吐脓血者，可加冬瓜子、苇茎以清泻肺热。

3. 现代运用

现代常用于治疗肺炎、肺痈、咽喉炎、扁桃体炎等症。

4. 注意事项

肺气虚、肺阴虚、肺寒者慎用。

厚朴麻黄汤

[方　源]《金匮要略》："咳而脉浮者，厚朴麻黄汤主之。"

[组　成] 厚朴五两，麻黄四两，干姜、细辛各二两，小麦一升，石膏如鸡子大，杏仁、半夏、五味子各半升。

[用　法] 以上九味药，用水一斗二升，先煮小麦熟，去滓，纳入诸药，煮取三升，温服一升，日服三次。

[功　用] 化饮止咳，宣肺降逆。

[主　治] 咳而脉浮者。

[方 解] 本方常用于治疗咳而脉浮者。方中厚朴下气宽胸，止咳降逆，除痰平喘；石膏制温热伤阴，清泻郁热；麻黄宣发肺气，化饮利气；半夏燥湿化痰，绝痰湿之源；杏仁降肺气，止咳平喘；干姜温肺化饮；细辛通阳化饮，温肺散寒；五味子收敛肺气，防止伤阴津；小麦益脾助肺，益肺祛邪，兼下益气，而不伤肺气。九药相合，共奏化饮止咳、宣肺降逆之功效。

👉 运用

1. 辨证要点

本方以胸满，烦躁，咳嗽上气，舌苔黏腻，脉浮为辨证要点。

2. 加减变化

痰多者，可加贝母、陈皮以化痰止咳；胸闷明显者，可加枳壳、紫苏子以行气宽胸；咳嗽明显者，可加紫菀、款冬花以宣降肺气止咳。

3. 现代运用

现代常用于治疗呼吸系统疾病等。

4. 注意事项

肺阴虚、肺热者慎用。

第十三章

胸痹心痛短气病方

胸痹是指以胸部闷痛为主症的一种病症，大多是由上焦阳气不通，导致水饮、痰浊、瘀血结于胸中。轻者感觉胸闷，呼吸不畅，重者感觉胸痛，严重者心痛彻背、背痛彻心。心痛为心窝部疼痛与心前区疼痛的总称，现在也被称为『心痛』『胃心痛』。短气在本篇中类属胸痹病症之一，表现为呼吸急促、气不接续的症状。

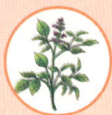

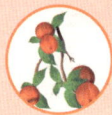

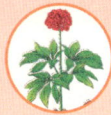

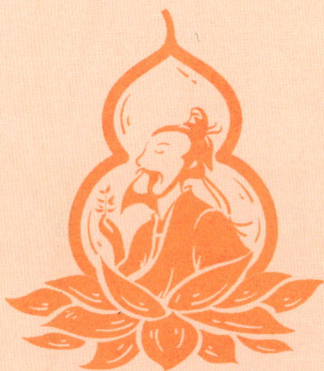

栝楼薤白白酒汤

[方　源] 《金匮要略》："胸痹之病，喘息咳唾，胸背痛，短气，寸口脉沉而迟，关上小紧数，栝楼薤白白酒汤主之。"

[组　成] 薤白半斤，白酒七升，栝楼（捣）一枚。

[用　法] 以上三味药，煮取二升，分温再服。

[功　用] 通阳散结，化痰行气。

[主　治] 胸痹，胸背痛，喘息咳嗽，短气等症。

[方　解] 胸痹的病因是胸部阳气不振，体内痰浊向上扰动。方中栝楼理气行胸，化痰通痹；薤白有温通胸阳、散结下气的功效；白酒有辛散上行的功效，既可以温煦胸中阳气，又可驱散胸膈中气。三药相合，能够达到消

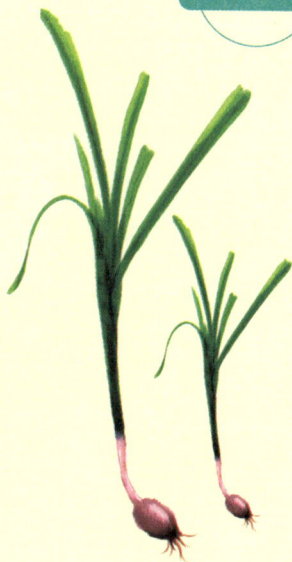

薤白

别　　名：藠子、薤根、野蒜。

产地分布：除新疆、青海以外，全国各地均有分布。

性　　味：性温，味辛、苦。

功效主治：行气导滞，通阳散结。可用于治疗脘腹痞满胀痛，胸痹心痛，泻痢里急后重等。

使用禁忌：此药含辛散之气，气虚者慎服。此药为滑利之品，无滞者忌用。胃弱纳呆及不耐蒜味者忌用。

除痰浊、胸阳得振、气机通畅的功效，从而治愈胸痹。

👉 运用

1. 辨证要点

本方以喘息气短、胸中闷痛、舌苔白腻、脉弦紧为辨证要点。

2. 加减变化

如果患者有汗出肢冷等阳虚气脱，可加人参、附子，以益气回阳；如果患者心绞痛甚，可加丹参、川芎、降香、红花、赤芍等，以活血止痛。

3. 现代运用

本方常用于治疗非化脓性肋骨炎、冠心病、心绞痛、肋间神经痛等。

4. 注意事项

阴虚有热者忌用。

栝楼薤白半夏汤

[方　源] 《金匮要略》："胸痹不得卧，心痛彻背者，栝楼薤白半夏汤主之。"

[组　成] 半夏半斤，薤白三两，白酒一斗，栝楼实一枚。

[用　法] 以上四味药，煮取四升，温服一升，日三服。

[功　用] 通阳散节，祛痰行胸，行气散郁。

[主　治] 胸痹、心痛彻背、难卧等病症。

[方　解] 本方主要用于治疗胸部阳气不足、痰湿阻滞气流导致

的胸痹不得卧、心痛彻背等病症。治疗应以行气祛痰，通阳散结为主。方中栝楼清痰散结，理气宽胸；薤白理气止痛、通阳散结，是治疗胸痹的关键药物；栝楼与薤白搭配，既可祛除痰结，又可通阳气，成为治疗胸痹的常用药物组合；白酒具有行气活血、辛散温通的功效，既能提升药势，又能强化薤白行气通阳的功效。

👉 运用

1. 辨证要点

本方以喘息短气、舌苔白腻、胸痛、脉弦紧为辨证要点。

2. 加减变化

冠心病者，可加三七、檀香、丹参等；乳腺增生者，可加浙贝母、乳香、没药、白芥子；老年咳喘者，可加紫菀、款冬花等；慢性支气管炎者，可加射干、杏仁、石菖蒲、紫菀等；慢性胆囊炎者，可加葛根、枳壳、大腹皮、丹参等。

3. 现代运用

现代常用于治疗冠心病、心绞痛、慢性支气管肺炎等疾病。

4. 注意事项

服药期间，忌食羊肉。

桂枝生姜枳实汤

[方　源]《金匮要略》："心中痞，诸逆，心悬痛，桂枝生姜枳实汤主之。"

[组　成] 桂枝、生姜各三两，枳实五枚。

[用　法] 以上三味药，加水六升，煮取三升，温服三次。

[功　用] 和胃化饮，理气开郁。

[主　治] 心中痞，诸逆心悬痛。

[方　解] 方中桂枝宣畅气机、温通心阳；枳实化痰行气；生姜宣散降逆。三药相合，可达通阳化饮、降逆理气的功效。

👉 运用

1. 辨证要点

临床应用以心下痞闷而痛、苔白、呕逆、脉弦为辨证要点。

2. 加减变化

夹湿者，可加砂仁、薏苡仁；阳郁者，可加白术、薤白；瘀血甚者，可加红花、桃仁、丹参；气郁滞者，可加香附、柴胡、川芎。

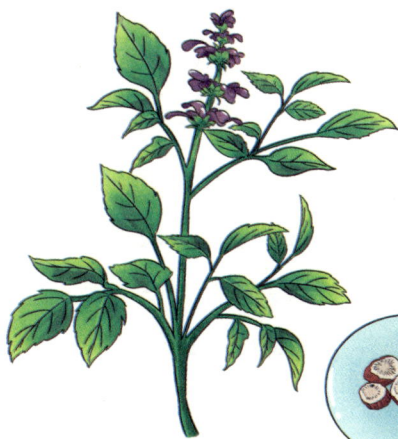

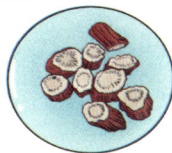

丹参

3. 现代运用

本方常用于治疗心绞痛、慢性胃炎、胃下垂、风心病等。

茯苓杏仁甘草汤

[方　源] 《金匮要略》："胸痹，胸中气塞，短气，茯苓杏仁

甘草汤主之，橘枳姜汤亦主之。"

[组　成] 茯苓三两，甘草一两，杏仁五十个。

[用　法] 以上三味药，用水一斗，煮取五升，温服一升，一日三次。若未痊愈，继续服用。

[功　用] 健脾化痰，逐胸中之水，降肺之逆气。

[主　治] 湿温、胸满头眩重疼、妄言多汗、两胫逆冷等病症。

[方　解] 方中茯苓作用于中焦，它能够健脾化痰、消除中焦内部的水分、平衡上冲之气；杏仁作用于上焦，可以消除胸中内部的水分、降低肺部的逆气，又可开胸散结；甘草能够缓中健脾，排除多余的水分，使肺气流畅。三药相合，共达健脾化痰的功效。

别　　名：杏子、杏核仁、木落子。

产地分布：分布于全国各地。

性　　味：性温，味甘、苦。

功效主治：润肠通便，止咳平喘。可用于治疗胸满痰多，血虚津枯，咳嗽气喘，肠燥便秘等症。

使用禁忌：阴虚咳嗽及大便溏泄者忌用。

杏仁

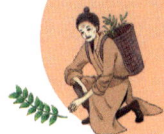

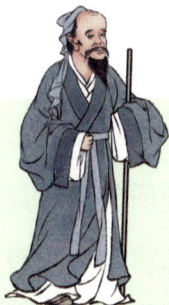

·中医小智囊·

茯苓又被称为茯菟，是一种常见的中药，通常呈球形、椭圆形或不规则团块，大小不规则。外皮呈棕褐色或黑棕色，皮薄而粗糙，有明显的皱纹，部分可剥落。气微，味淡，嚼则粘牙。

运用

1.辨证要点

临床应用以胸闷、胸痛，或似有水饮逆于胸中，脉沉或滑，舌淡苔薄滑为辨证要点。

2.加减变化

胸闷者，可加枳实、薤白；痰阻者，可加半夏、陈皮；胸胁疼痛，可加川芎、郁金。

3.现代运用

本方常用于治疗冠心病、风湿性心脏病、肺源性心脏病等。

4.注意事项

虚寒胸痹者慎用。

人参汤

[方　源]　《金匮要略》："胸痹心中痞，留气结在胸，胸满，胁下逆抢心，枳实薤白桂枝汤主之，人参汤亦主之。"

[组　成]　人参、甘草、干姜、白术各三两。

[用　法] 以上四味药，用水八升，温服一升，日三服。

[功　用] 温中补气。

[主　治] 胸痹，胸背引痛等症。

[方　解] 方中干姜为君药，有温中祛寒、扶阳抑阴的功效，是振奋脾阳的关键药物；人参为臣药，是滋补的药物，有益气健脾，以复运化的功效。君臣药物相互配合，可以温养中焦脾胃阳气，来达到复运化、统摄、升降的效果。白术为佐药，具有干燥的特性，有健脾燥湿、防脾虚生湿的作用；甘草为使药，具有益气和中的功效。四种药材相互搭配，一温一补一燥，可使脾胃阳气振奋，祛除寒邪，恢复运化升降功能，各种病症得到自愈。

👉 运用

1. 辨证要点

临床应用以胸背引痛、倦怠少气、四肢逆冷、心中痞、苔薄白、质淡红、脉虚弱为辨证要点。

2. 加减变化

气虚严重者，将人参换为人参粉，冲服，可加重黄芪用量；兼阴虚之象，适量加肥玉竹、麦冬；胸痛严重者，可加三七粉、肉桂、丹参、元胡；挟痰浊严重者，可加薤白、半夏、栝楼、菖蒲。

3. 现代运用

现代常用于治疗胃及十二指肠溃疡、急慢性胃肠炎、胃痉挛、胃下垂、慢性结肠炎等。

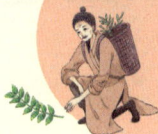

别　　名：田七、山漆、金不换。

产地分布：主要分布于广西、云南、江西、湖北等地。

性　　味：性温，味甘、苦。

功效主治：活血祛瘀，止血，消肿止痛。主治衄血、吐血、咯血、便血等出血证，以及瘀血肿痛、跌打损伤等瘀血阻滞的病症。

使用禁忌：血虚吐衄、血热妄行者及孕妇慎服。

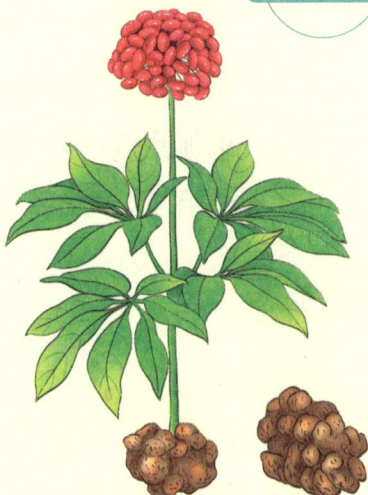

三七

4.注意事项

脾胃阴虚者、湿热内蕴中焦者禁用。

乌头赤石脂丸

[方　源]　《金匮要略》："心痛彻背，背痛彻心，乌头赤石脂丸主之。"

[组　成]　赤石脂、干姜、蜀椒各一两，附子（炮）半两，乌头（炮）一分。

[用　法]　以上五味药，研为细末，炼蜜制成药丸，如梧子大小，先食服一丸，日三服，不知，稍微加服。

[功　用]　散寒温阳，驱逐阴邪。

[主　治] 背痛彻心，心痛彻背等症。

[方　解] 方中乌头具有散寒祛结，通阳畅经，破湿通气的功效；赤石脂具有益心血，敛阴气的功效；干姜具有温阳逐寒，温中通脉的功效；蜀椒具有温中散寒，除湿化饮，解郁开结，温达阳气的功效；附子具有散寒止痛，温达阳气，和畅经脉的功效。

👉 运用

1. 辨证要点

临床应用以四肢厥冷、冷汗自出、心痛彻背、背痛彻心、脉象沉紧为辨证要点。

2. 加减变化

胸闷者，加枳实、桂枝、薤白；胸胁疼痛者，可加丹参、五灵脂、蒲黄。

3. 现代运用

本方常用于治疗胸痛、腹痛、疝痛、胃痛、腹泻等病症。

4. 注意事项

湿热者忌用。

第十四章

腹满病方

腹满病主要表现为腹部胀满、不适，可能伴有疼痛、食欲不振、大便异常等症状。其病因多与脾胃功能失调、气机阻滞、湿浊内蕴等有关。治疗时多以温药为主。

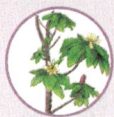

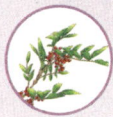

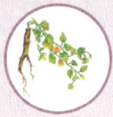

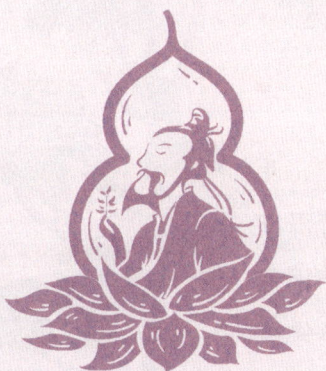

厚朴七物汤

[方　源] 《金匮要略》："病腹满，发热十日，脉浮而数，饮食如故，厚朴七物汤主之。"

[组　成] 厚朴半斤，生姜五两，甘草、大黄各三两，桂枝二两，大枣十枚，枳实五枚。

[用　法] 以上七味药，用水一斗，煮取四升。每服八合，温服之，日三。

[功　用] 解肌发寒，和胃泻肠。

[主　治] 腹满、腹痛且以胀为主的病症。

[方　解] 方中厚朴通畅腑气，行气消满；大黄通降浊气，泻热

别　　名：厚皮、重皮、赤朴。

产地分布：分布于湖南、湖北、浙江、江西、四川、陕西、贵州、甘肃等地。

性　　味：性温，味苦、辛。

功效主治：燥湿消痰，行气宽中，开郁化湿。可用于治疗湿阻中焦，痰壅气逆，胸满喘咳，食积气滞，腹胀便秘等病症。

使用禁忌：气虚津亏者及孕妇禁用。

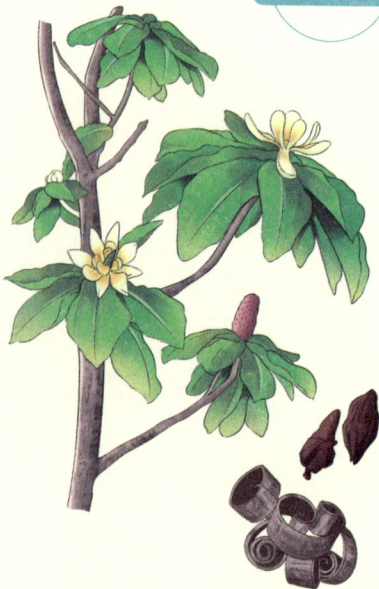

厚朴

通便；桂枝解肌祛寒、调和营卫，桂枝与生姜搭配使用，具有强化解肌散寒、调和营卫的作用；枳实泻热消痞，与厚朴搭配使用，可以达到通畅气机的效果，并使厚朴温和而不助热；与大黄搭配使用，可以发挥泻热通便的功效，还可以通降浊气、调和气机、促进邪气消散；大枣、甘草益气，调和诸药。七药相合，共奏解肌散寒、和胃泻肠的功效。

👉 运用

1. 辨证要点

本方以脘腹胀痛、发热、汗出、恶寒、舌红、苔薄黄、脉浮或数为辨证要点。

2. 加减变化

寒邪多者，加生姜至半斤；呕吐者，可加半夏五合；腹泻者，去大黄。

3. 现代运用

现代在临床上常用于治疗老年人慢性结肠炎、慢性肠胃炎或溃疡、痔疮、习惯性便秘、肠痉挛或胃痉挛等病症。

4. 注意事项

服药期间，忌羊肉、生葱、蒜菜、海藻等食物。

厚朴三物汤

[方　源]　《金匮要略》："痛而闭者，厚朴三物汤主之。"

[组　成]　厚朴八两，大黄四两，枳实五枚。

[用　法] 以上三味药，用水一斗二升，先煮厚朴和枳实，取五升，然后放入大黄，煮取三升，温服一升，以利为度。

[功　用] 行滞通便，理气宽中。

[主　治] 大便秘结，腹满胀痛等症。

[方　解] 方中厚朴、枳实宽中消痞，行气除胀；大黄荡涤胃肠，泄实通便。三药相合，共奏行气宽中、行滞通便之功效。

👉 运用

1. 辨证要点

本方以腹部胀满不畅、疼痛较轻、大便不通、舌红、苔黄、脉沉滑为辨证要点。

2. 加减变化

气郁滞者，应加青皮、槟榔以行气导滞；腹部疼痛者，则应加赤芍、延胡索以凉血活血、消除疼痛；饮邪内结者，宜加泽泻、茯苓以达到渗利水饮的效果。

茯苓

3. 现代运用

现代常用于治疗急性和慢性胃炎、胃扩张、胃肠功能紊乱、肠梗阻、肠胀气、细菌性痢疾等。

4. 注意事项

阴虚证、脾胃虚弱症者慎用。

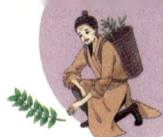

大建中汤

[方 源] 《金匮要略》："心胸中大寒痛，呕不能饮食，腹中寒，上冲皮起，出见有头足，上下痛而不可触近，大建中汤主之。"

[组 成] 干姜四两，人参二两，蜀椒（去汗）二合。

[用 法] 以上三味药，用水四升，煮取二升，去滓，纳入胶饴一升，微火煮取一升半，分温再服，如一炊顷，可饮粥二升，后更服，当一日食糜，温覆之。

[功 用] 降逆止痛，温中补虚。

[主 治] 主阴寒内盛、中阳衰弱引起的腹部剧痛等症。

[方 解] 本症多数是由中阳衰弱、阴寒内盛引起的，治疗方法主要是温中补虚、降逆止痛。方中蜀椒有温暖脾胃、助火气、散寒止痛的功效；辛热的干姜有温中散寒的作用，可以增强蜀椒散寒的功效；人参补脾益气。三药相合，共奏降逆止痛、温中补虚之功效。

👉 运用

1. 辨证要点

本方以呕不能食、心胸冷痛甚、腹中寒冷、手脚寒冷、舌质淡、苔白滑、脉象沉伏而迟为辨证要点。

2. 加减变化

泄便遗精者，宜加龙骨；咳嗽者，宜加款冬花；咳血者，宜加阿胶；怔忡者，宜加茯神。

别　　名：川椒、南椒、秦椒。

产地分布：主要分布于中南、西南及
辽宁、河北、山东、江苏、
安徽、浙江、江西等地。

性　　味：性温，味辛。

功效主治：温中止痛，杀虫止痒，除湿
止泻。可用于治疗脾胃虚寒
导致的呕吐泄泻、脘腹冷痛、
龋齿牙痛、湿疹、皮肤瘙痒
等症。

使用禁忌：阴虚火旺者和孕妇禁服。

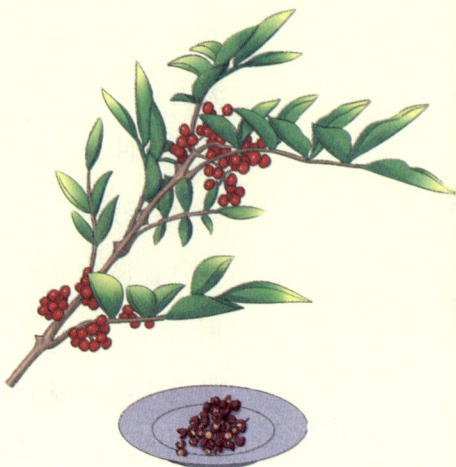

蜀椒

3. 现代运用

现代常用于治疗胃肠无力症、胃下垂、胃扩张、胃肠痉挛、肠粘连、肠道蛔虫梗阻、肠管狭窄、肠扭转、胰腺炎以及肾结石等。

4. 注意事项

体质阴虚、寒凝气滞者慎用。

大黄附子汤

[方　源]　《金匮要略》："胁下偏痛，发热，其脉紧弦，此寒也，以温药下之，宜大黄附子汤。"

[组　成]　大黄三两，细辛二两，附子三枚（炮）。

[用　法]　以上三味药，用水五升，煮取二升，身体强壮者煮取二升半，温服三次。

[功　用]　温阳祛寒，通便止痛。

[主　治]　阳虚寒结、大便秘结、发热、腹胁疼痛、手足厥冷等症。

[方　解]　本方是治疗里寒结滞病症的专用方，治疗方法以温阳散寒、泻下积滞、使阳气通畅为主。方中的附子性辛热，有温阳散寒的功效；细辛有走窜发散的作用，可以除寒散结；大黄搭配性辛温的附子、细辛，可以抑制体内寒性，专门清理肠胃，排除积滞的寒气。大便变得顺畅，腑气变得通畅，那么积滞的寒气就祛除了，阳气就能流通，各种病症自然就会消除。

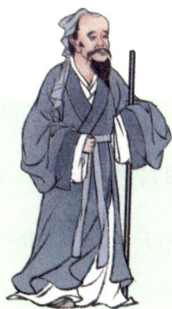

·中医小智囊·

附子、川乌、草乌都属于乌头的根，均具有散寒止痛的功效。但附子主要用于治疗脾肾阳衰、肾阳虚衰等病证。乌头和川乌主要用于治疗寒痹关节疼痛、心腹冷痛等病症。草乌的毒性和功效比川乌更强烈。

👉 运用

1. 辨证要点

本方是治疗寒积里实的专用方。临床应用以腹痛、大便不通、苔白腻、脉紧弦为辨证要点。

2. 加减变化

腹痛严重者，可加肉桂；腹胁满、舌苔厚腻、积滞甚者，可加木香、厚朴；体质虚弱者，可加当归、党参。

3. 现代运用

现代常用于治疗体内寒气积聚引起的实证，如胆囊术后综合征、胆绞痛、慢性痢疾、尿毒症等，可以使用本方加减治疗。

4. 注意事项

使用本方剂时大黄用量要少于附子用量。

赤丸

[方　源]　《金匮要略》："寒气厥逆，赤丸主之。"

[组　成]　茯苓、半夏（洗）各四两，乌头（炮）二两，细辛一两。

[用　法]　以上四味药为末，纳真朱为色，用蜜制成像麻子一样大小的药丸。每服三丸，用酒送服，白天二次，夜里一次。不知稍增之，以知为度。

[功　用]　通阳和中，逐寒散饮。

[主　治]　寒气厥逆。

[方　解]　方中乌头有温通阳气、驱逐寒邪的功效，可以畅达胃腑，消除疼痛；半夏有温中燥湿、化解水饮、降逆止呕的功效，还能调节脾胃的升降气机，与乌头搭配使用，可以增强温阳散寒、消除水饮的作用；茯苓有健

党参

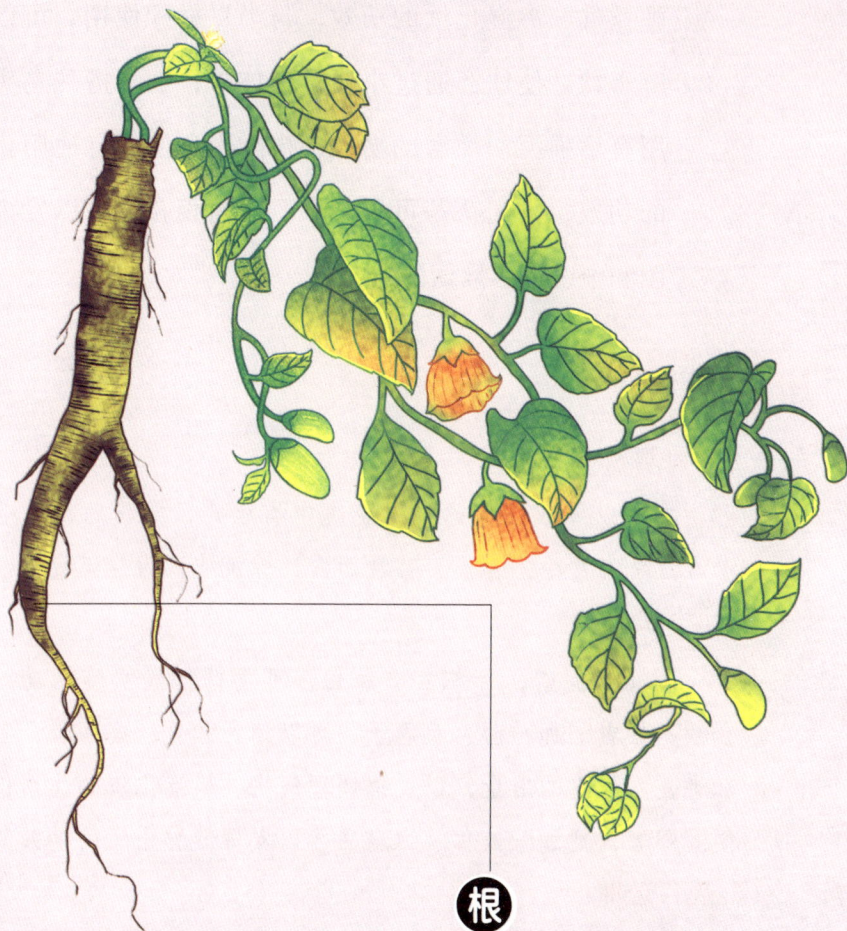

根

主治：主肺虚喘咳，脾胃虚弱，血虚体弱，
津伤口渴等症。

产地分布：分布于东北、华北及云南、西藏、河南、四川、陕西、甘肃、
宁夏等地。

形态特征：党参的根表皮呈乳黄色至淡灰棕色，呈长圆柱形，有纵横皱纹。
叶上为绿色，下为粉绿色，对生、互生或假轮生，叶片为广卵
形或卵形，被疏柔毛。种子小，呈褐色，卵形，有光泽。

功　　效：生津养血，补脾益肺。

使用禁忌：热证者不宜单独使用。

脾益气、渗湿化饮的功效，与半夏搭配使用，可以化解水饮，使饮邪通过小便排出体外；细辛搭配乌头使用有增强温阳散寒的功效，搭配半夏使用有通阳化饮的功效，搭配茯苓可以和中。四药相合，可以发挥通阳和中、逐寒散饮的功效。

👉 运用

1. 辨证要点

本方以胃或腹部疼痛，脘腹中有水声，或腹泻，或呕吐清水，手脚发冷，舌淡，苔滑而白，脉沉或迟为辨证要点。

2. 加减变化

胸膈满闷者，加枳实、薤白，可发挥行气宽胸的功效；食欲不振者，加神曲、莱菔子，可以消食和胃；痰多者，宜增加半夏、陈皮的用量，以发挥调理气机、燥湿化痰的作用；大便溏泻者，则加薏苡仁、白扁豆，以发挥健脾止泻的功效。

3. 现代运用

现代常用于治疗慢性胃炎、慢性肠炎、结肠炎等。

4. 注意事项

脾胃热饮证、内郁假寒证者禁用本方。

第十五章

五脏风寒积聚与痰饮咳嗽病方

本篇论述真脏脉象和五脏风寒、三焦各部病症及积、聚、繁气三者的鉴别方法。饮证被分为『四饮』：痰饮、悬饮、溢饮、支饮。其中，痰饮指水饮停蓄于体腔、四肢等处引起的疾病。而痰饮中以咳嗽为主要症状者，被称为痰饮咳嗽。

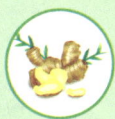

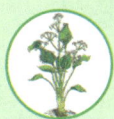

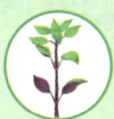

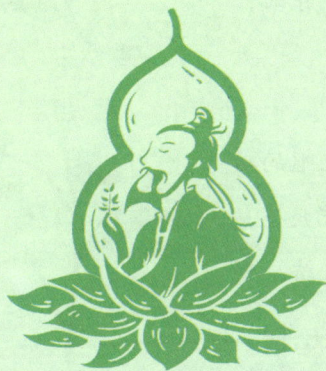

旋覆花汤方

[方　源] 《金匮要略》：“肝着，其人常欲蹈其胸上，先未苦时，但欲饮热，旋覆花汤主之。”

[组　成] 旋覆花三两，葱十四茎，新绛（茜草）少许。

[用　法] 以上三味药，用水三升，煮取一升，顿服。

[功　用] 活血散瘀，理气通阳。

[主　治] 肝脏气血瘀滞，着而不行所导致的肝着，其表现为胸胁痞闷不舒，甚至出现胀痛，严重者可导致经脉瘀滞。

[方　解] 治疗时应以旋覆花汤来消散气结，活血通络。方中葱白有助于宣通胸中之气；旋覆花可降胸中逆气。二者相互配合，一通一降，可以调节气机的运转。新绛为茜草，它归肝经，能活血化瘀，是治肝着的关键药物。

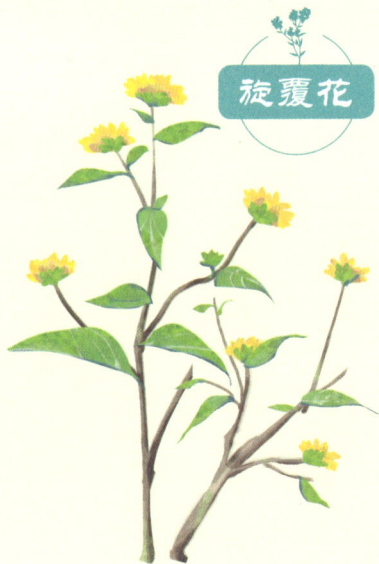

旋覆花

别　　名：黄熟花、水葵花、金盏花。

产地分布：分布于华东、华中、东北、华北等地。

性　　味：性微温，味辛、咸。

功效主治：有降气化痰，降逆止呕的功效。可用于治疗咳喘痰多，胸膈痞满，痰饮蓄结，呕吐，噫气及胸胁痛等。

使用禁忌：津伤燥咳及阴虚劳嗽者忌服。

后世在本方的基础上发展出了"通络法"治疗"久病入络"之证。

👉 运用

1. 辨证要点

临床以胸胁疼痛，用手推按或捶打疼痛缓解以及舌质或紫或暗、脉弦为辨证要点。

2. 加减变化

胸胁痛者，可加枳实、柴胡，以行气解郁；经气不通者，可加川芎、桂枝，以通经行气理血；瘀血甚者，可加红花、桃仁，以活血化瘀；大便不通者，可加当归、大黄，以活血通便。

3. 现代运用

现代常用于治疗慢性胃炎、慢性肝炎、肝硬化、肝囊肿等。

4. 注意事项

阴血虚及气血虚弱者慎用。

甘姜苓术汤

[方　源]　《金匮要略》："肾着之病，其人身体重，腰中冷，如坐水中，形如水状，反不渴，小便自利，饮食如故，病属下焦，身劳汗出，衣里冷湿，久久得之，腰以下冷痛，腹重如带五千钱，甘姜苓术汤主之。"

[组　成]　干姜、茯苓各四两，甘草、白术各二两。

[用　法]　以上四味，用加水五升，煮取三升，分三次温服。

[功　用]　温中健脾，散寒除湿。

[主 治] 肾着病。

[方 解] 本方所治的肾着病是寒湿外袭，痹着在腰部所导致的。治疗时应以温脾胜湿为主。方中干姜具有温中祛寒的功效，茯苓具有淡渗利湿的功效，二者相合，温可逐寒，利可渗湿，寒祛湿消，病症就可以消除；白术具有健脾燥湿的功效，湿气被清除就不能聚集；甘草具有调和脾胃的功效。四药相合，共同发挥温中健脾、散寒除湿的功效。

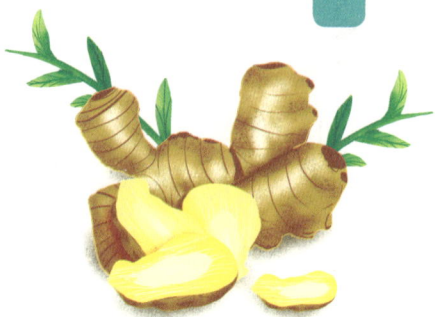

干姜

👉 运用

1. 辨证要点

临床以苔白不渴，腰重冷痛，脉沉迟或迟缓为辨证要点。

2. 加减变化

寒重疼痛严重者，适量添加细辛、附子，以加强温经散寒的功效。

3. 现代运用

现代主要治疗腰肌劳损、坐骨神经痛、风湿性关节炎、类风湿性关节炎等。

4. 注意事项

忌食桃李、海藻、菘菜。

泽泻汤

[方　源] 《金匮要略》："心下有支饮，其人苦冒眩，泽泻汤主之。"

[组　成] 泽泻五两，白术二两。

[用　法] 以上二味药，加水二升，煮为一升，分两次趁温热服用。

[功　用] 健脾化饮，降逆止眩。

[主　治] 头目眩晕，胸中痞满，饮停心下，咳逆水肿。

[方　解] 泽泻味甘淡，能够利水渗湿，便于水湿之气随着小便排出体外。白术味甘苦，能够健脾益气、利水消肿，提升脾脏运化水湿的能力。两药以利水为重点，同时健脾以制水，是治疗脾虚水饮内停的良方。此外，《素问病机气宜保命集》中的白术散用等量的白术、泽泻来配伍应用，主要用于治疗水肿觉胀下者。

运用

1. 辨证要点

本方主要治疗支饮与冒眩之证。临床应用以眩晕、水停心下、舌苔白腻、脉弦滑为辨证要点。

2. 加减变化

头痛者，加细辛、川芎，有行气止痛的功效；舌苔厚腻

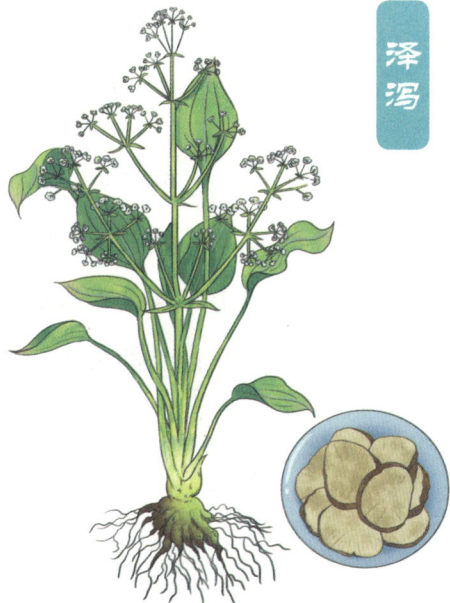

者，加苍术、天南星，有燥湿醒脾的功效；头晕者，加茯苓、半夏，有降逆止晕的功效；脘腹胀满者，加枳壳、厚朴，有下气理气的功效。

3.现代运用

现代常适用于治疗眩晕症、化脓性中耳炎、水肿等。

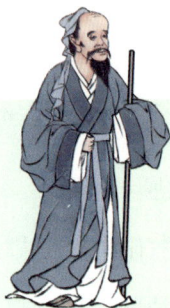

·中医小智囊·

猪苓与泽泻是两味利水渗湿的常用药，它们都味甘淡，归肾、膀胱经，主治小便不利、泄泻、水肿、带下、淋浊等，经常互相配伍应用，如猪苓汤等。猪苓性平，泽泻性寒，二者的侧重各有不同：猪苓能分泄表间之邪，利水之功较强；泽泻则因泄热之效，能宣通内脏之湿，下焦湿热者最宜使用。

十枣汤

[方　源]　《金匮要略》："病悬饮者，十枣汤主之。"

[组　成]　芫花（熬）、甘遂、大戟各等分。

[用　法]　以上三味药，捣碎后过筛。锅中加水一升五合，先煮十枚饱满的大枣，煮到八合，过滤掉药渣，将药末加入汤中搅拌均匀。身体强壮的人服一钱匕，身体羸弱的人服半钱，早晨用温水送服。二便不下者，第二天多服半钱。开始快速排便后，用糜粥进行养护。

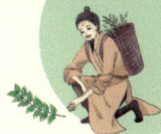

別　　名：甘泽、苦泽、陵泽。

性　　味：苦，寒；有毒。

产地分布：主产于河南、山西、陕西、宁夏等地。

功效主治：泻水逐饮，消肿散结。用于水肿胀满，胸腹积水，痰饮积聚，气逆咳喘，二便不利，癫痫发狂，痈肿疮毒。

使用禁忌：不宜与甘草同用，孕妇禁用。

[功　用] 攻逐水饮。

[主　治] 悬饮，水肿。

[方　解] 水饮阻塞在体内，停留在胸胁部位，就容易引发咳唾时胸胁间相互牵引作痛，甚至引发胸背间不停顿的掣痛；水饮停留在心下时，则会引发心下痞硬，干呕短气；水饮上扰眉目之间，就会出现头痛目眩；水饮泛溢四肢，就会引发水肿。到此时，水气的流通就已经完全堵塞，一般化饮渗利的药物已经起不到作用，就应该用猛烈的药剂来攻逐水饮。十枣汤内的甘遂苦寒有毒，可直达水气所结之处，主治腹满、面目浮肿，能够破坚利水；大戟苦寒有毒，擅长泻水逐饮、散结消肿；芫花性温有毒，善于消除胸胁部的伏饮痰癖。三药猛烈，各有专攻，合用后攻逐水饮的效果自然更

为显著。用十枚大枣煎汤送服，能够缓和三药的毒性，减弱服药后的不良反应。

运用

1. 辨证要点

本方是攻逐水饮的良方，也是治疗悬饮或水肿的常用方。临床应用以水肿腹胀、二便不利、咳唾胸胁引痛、脉沉弦为辨证要点。

2. 加减变化

本方为峻猛之药，只适合短期服用，不宜久服。如果患者服药后精神和胃纳都很好，而水饮未能彻底去除，可再次服用本方；如果患者服药泄下后精神疲乏、食欲减退，则应该暂时停止服药；如果患者体虚邪实，又不得不攻逐水饮，可以将本方与健脾补益剂交替使用，即先攻后补，或先补后攻。

3. 现代运用

现代常用于治疗渗出性脑膜炎、结核性胸膜炎、肝硬化、晚期血吸虫病所致的腹水以及慢性肾炎所致的腹水、胸水或全身水肿等水饮内停所致实证。

4. 注意事项

本方峻猛，年老体弱者慎用，孕妇忌服。本方应在清晨空腹时服用，一开始不要大量服用，以免损伤正气。应该先小量服用，次日加量。起效后，应该食用糜粥来保养脾胃。

小青龙汤

[方 源] 《金匮要略》："病溢饮者，当发其汗，大青龙汤主之，

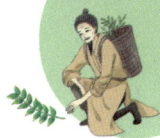

小青龙汤亦主之。"

[组　成] 麻黄（去节）、芍药、细辛、干姜、甘草（炙）、桂枝（去皮）各三两，五味子、半夏各半升。

[用　法] 以上八味药，先用一斗水单煮麻黄，煮去二升水后撇去浮沫，将诸药都加入水中，煮成三升，过滤掉药渣，趁温服下一升，一日服用三次。

[功　用] 解表散寒，温肺化饮。

[主　治] 外寒里饮证。

[方　解] 外感风寒，寒饮内停之证，是由卫阳被遏、风寒束表、皮毛闭塞所致。特别是平素就有水饮之证的人，更易出现表寒引动内饮，导致恶寒发热等症状。本方中的麻黄有平喘、发汗、利水的功效，搭配化气、行水的桂枝，能起到通阳、解表、散寒的功效；桂枝与白芍相配，有调和营卫的功效；五味子是敛肺止咳的良药；半夏可以降逆化痰；干姜、细辛有温化里饮的效果；炙甘草为益气和中之药，且有调和诸药的效果。诸药合用，就能产生解表化饮、表里同治的良效。

👉 运用

1. 辨证要点

方为治疗外感风寒、寒饮内停的常用方，临床应用以恶寒发热、无汗、喘咳、痰多而稀、舌苔白滑、脉浮为辨证要点。

2. 加减变化

在外寒里饮证基础上又出现喉中痰鸣者，加杏仁、射干、款冬花，可以降气、化痰、平喘；外寒证较轻者，可以去掉桂枝，将麻黄改为炙麻黄；在外寒里饮证基础上又出现热象、烦躁者，加生石膏、黄芩，可以清郁热；鼻塞、清涕多者，加辛夷、苍耳子，可以宣通鼻窍；在外寒里饮证基础上又出现浮肿者，加茯苓、猪苓，可以利水消肿。

3. 现代运用

现代在临床上常用于治疗支气管炎、支气管哮喘、肺炎、百日咳、肺心病、过敏性鼻炎等。

4. 注意事项

本方多温燥的药物，阴虚干咳无痰或痰热证的患者不宜服用。

大青龙汤

[方　源] 《金匮要略》："病溢饮者，当发其汗，大青龙汤主之，小青龙汤亦主之。"

[组　成] 麻黄（去节）六两，桂枝、炙甘草各二两，炙杏仁四十枚，石膏如鸡子大，生姜三两，大枣十二枚。

[用　法] 以上七味药，先用九升水煮麻黄，煮去二升后撇去浮沫，将诸药都加入水中，煮成三升，过滤掉药渣，趁温服下一升，微微出汗。出汗多的用温粉撒扑于皮肤上。一服就出汗，就不要再服用下去了。如果继续服用下去，就会因汗多亡阳导致虚弱，会因恶风烦躁而失眠。

[功　用] 发汗解表，兼清郁热。

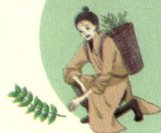

[主　治] 外感风寒，兼有里热。主症为恶寒发热，身体疼痛，无汗烦躁等。

[方　解] 风寒束表，卫阳被遏，热伤津液，就会出现本方主治之症，治疗需要以发汗解表、兼清郁热为主。本方中的麻黄、桂枝、生姜，均可辛温发汗，解除表寒；杏仁与麻黄一收一散，可宣降肺气，利于达邪外出；石膏能清郁热、除烦躁；炙甘草与生姜、大枣甘温，补脾胃，可以和中气、调营卫、益阴血。诸药寒热并用，表里同治，发汗解表，清热除烦，祛邪而不伤正。

👉 运用

1. 辨证要点

本方治疗外感风寒兼有里热证，临床应用以恶寒发热、身体疼痛、无汗烦躁、口渴、脉浮紧为辨证要点。

别　　名：苏叶、南苏、臭苏、山紫苏。

产地分布：全国各地均有栽培。

性　　味：性微热，味辛。

功效主治：发表散寒、理气宽中。可用于治疗外感风寒、头痛发热、鼻塞、咳嗽、胸脘痞闷等，并可以解鱼蟹毒。

使用禁忌：温病及气弱表虚者忌食。

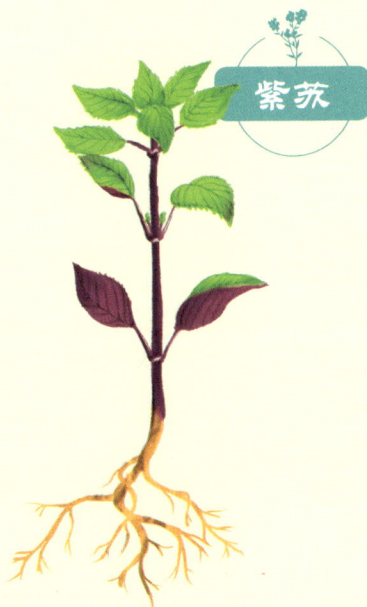

紫苏

2. 加减变化

有显著的里热者，加天花粉，并增加石膏用量；咽喉痛感强烈者，加金银花、连翘、牛蒡子；烦躁不安者，加蝉蜕、钩藤；浮肿者，加泽泻、茯苓、紫苏；气血虚弱严重者，加白术、黄芪、生地黄、何首乌。

3. 现代运用

现代在临床上常用于治疗感冒、支气管炎、支气管哮喘、过敏性鼻炎、急性肾炎、小儿夏季外感高热等。

4. 注意事项

本方发汗作用强烈，体质较好的人可以服用，但体质较弱的人就要慎用。如果患者脉搏微弱，一旦出汗就容易受凉，那么就不能服用本方。

第十六章 消渴小便不利淋病方

消渴病以口渴多饮、多食易饥、小便频多、久则形体消瘦为主要特证。小便不利是指小便短少、排尿困难或尿出不畅，这是许多疾病过程中的一个症状，从本篇内容看，既可能是太阳、阳明病的表现，也可能是杂病的表现。淋病的主要表现为小便淋沥涩痛。

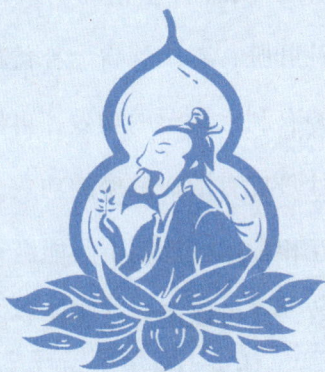

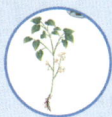

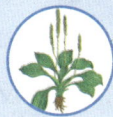

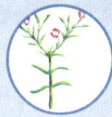

肾气丸

[方　源]　《金匮要略》:"男子消渴,小便反多,以饮一斗,小便一斗,肾气丸主之。"

[组　成]　干地黄八两,薯蓣(即山药)、山茱萸各四两,泽泻、茯苓、牡丹皮各三两,桂枝、附子(炮)各一两。

[用　法]　以上八味药,研为细末,炼蜜制成药丸,大小如梧桐子。每服十五丸,加至二十五丸,酒送下,日再服。

[功　用]　补肾助阳。

[主　治]　肾阳不足证。

[方　解]　本方主要治疗肾阳不足之证,治疗时应以补肾助阳为主,辅以化气利水。方中附子的药性大辛大热,具有温阳补火的功效;桂枝的药性辛甘而温,具有温通阳气的功效,附子与桂枝相互配合,有补肾阳、助气化的功效;干地黄具有滋阴补肾生精的功效,再搭配山茱萸、山药,可滋补肝脏、养护脾胃、补益精气,阴生则阳长;泽泻、茯苓有利水渗湿的功效,再搭配桂枝,有助于化解痰饮;牡丹皮有活血散瘀的功效,与桂枝配伍,可温阳化痰,互相配伍既能泻下又能滋补,使邪气离去,同时发挥药效,还可以避免滋阴药碍湿的问题。诸药合用,补肾之虚,温养其阳,以恢复蒸津化气之功,则消渴自除。

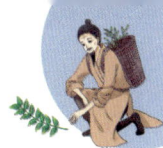

👉 运用

1. 辨证要点

本方以小便不利或反多、舌淡而胖、腰痛脚软、脉虚弱而尺部沉细为辨证要点。

2. 加减变化

小便频繁，色白体羸，为真阳亏虚，可加鹿茸、补骨脂等；夜尿量多者，宜肾气丸加五味子；阳痿属命门火衰者，适量添加补骨脂、淫羊藿、巴戟天等。

淫羊藿

3. 现代运用

现代临床主要用于治疗慢性肾炎、慢性支气管哮喘、醛固酮增多症、糖尿病、甲状腺功能低下等。

4. 注意事项

肾阳亏虚但小便正常者忌用。

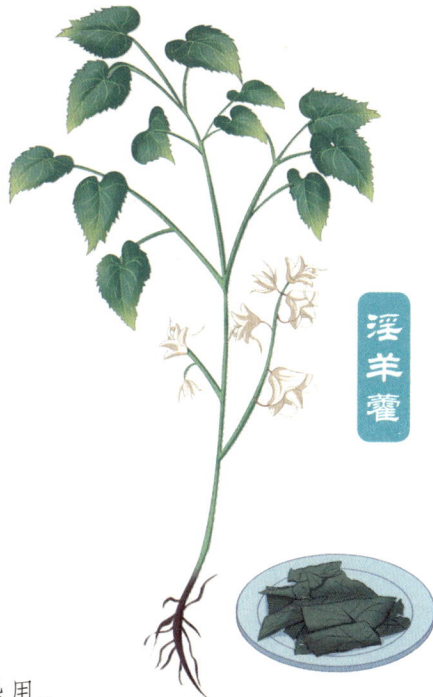

文蛤散

[方　源]　《金匮要略》："渴欲饮水不止者，文蛤散主之。"

[组　成]　文蛤五两。

[用　法]　以上一味药，制成散剂。以沸汤五合，和服方寸匕。

[功　用]　生津止渴，除热润下。

[主　治] 消渴。

[方　解] 本方主要用于治疗渴欲饮水不断。消渴是一种热证，口渴会引发想要饮水的欲望，但是饮水无法消除体内的热气，反而被热气所消耗，导致渴饮不止。所以使用咸寒的文蛤，能生津止渴、除热润下。

👉 运用

1. 辨证要点

临床以渴饮不止为辨证要点。

2. 加减变化

若肌肤发疹，可加玄参、升麻，以凉血透疹；若口渴，可加天花粉、芦根，以清热生津；若邪热内郁，可加石膏、知母，以清解郁热；若湿疮浸淫，可加滑石、甘草，以利湿清热解毒。

3. 现代运用

现代临床主要用于治疗皮肤病、糖尿病、胃炎等。

4. 注意事项

脾胃虚寒者慎用。

蒲灰散

[方　源] 《金匮要略》："小便不利，蒲灰散主之，滑石白鱼散、茯苓戎盐汤并主之。"

[组　成] 蒲灰七分，滑石三分。

[用　法] 以上二味药，研末。每次服用方寸匕，日三。

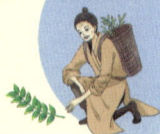

[功　用]　通淋止血，化瘀泄热。

[主　治]　茎中疼痛、皮水、小便不利等。

[方　解]　方用蒲黄具有活血化瘀止血的功效；再搭配滑石，可清热利尿。两药合用，共同达成通淋止血、化瘀泄热的功效。

👉 运用

1.辨证要点

本方以茎中疼痛，小便不利为其辨证要点。

2.加减变化

湿热较重者，可加瞿麦、大黄、萹蓄、车前草；阴虚者，可加山茱萸、生地黄、黄精；气虚患者，可加党参、黄芪、白术。

3.现代运用

现代临床主要用于治疗前列腺肥大、淋证、泌尿系统感染、

别　　名：牛舌草、车前、当道。

产地分布：分布于全国各地。

性　　味：性寒，味甘。

功效主治：具有凉血、解毒、清热、利尿的功效。可用于治疗小便不利，热结膀胱，淋浊带下等。

使用禁忌：虚滑精气不固者忌用。

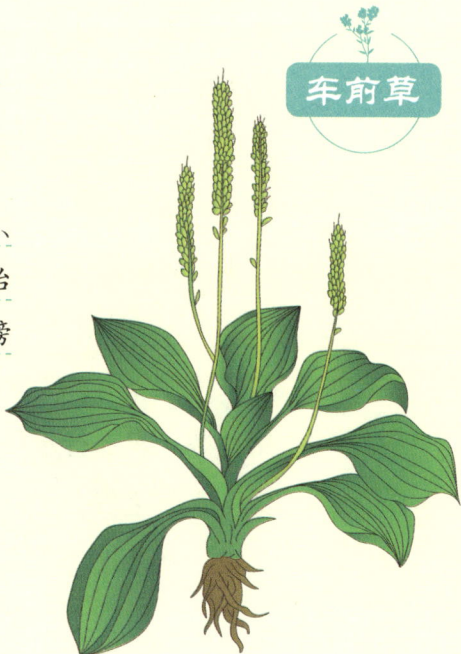

车前草

尿潴留、尿路结石等病症。

4. 注意事项

脾肾虚亏者慎服。

栝楼瞿麦丸

[方　源]《金匮要略》："小便不利者，有水气，其人若渴，栝楼瞿麦丸主之。"

[组　成]茯苓、薯蓣各三两，栝楼根二两，瞿麦（炮）一两，附子一枚。

[用　法]以上五味药，为末，炼蜜制成药丸，大小如梧桐子。每服三丸，饮送下，日三；若无效，可增至七八丸。以小便通畅，腹中温暖判断药效。

瞿麦

[功　用]利水，润燥化气。

[主　治]上燥下寒的小便不利。

[方　解]此方治疗焦阳弱气冷而水气不行，所以用附子益阳气，用茯苓、瞿麦行水气。如果人感到口渴，则是下部聚集了水寒之气，上部聚集了干燥之气，因此，需要用薯蓣、栝楼根排除热气，产生津液。这样既可消除上

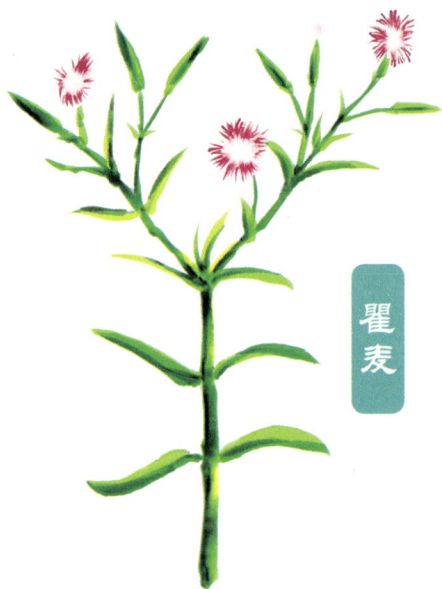

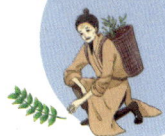

部干燥的火气，又可排除下部的寒气。此方是良方，不会产生不良反应。

👉 运用

1. 辨证要点

临床以腹中寒冷、口干舌燥、小便不利、舌淡苔薄白、脉沉细无力为辨证要点。

2. 加减变化

下元亏虚较重者，可加益智仁、肉桂、补骨脂；脾气亏虚较重者，可加党参、白术、黄芪；口渴甚者，可多加山药、天花粉，并加五味子、芦根等；小便不利、水肿较重者，可加猪苓、生姜、桂枝、泽泻等，也可加牛膝，以补肾利水，引药下行。

3. 现代运用

现代临床主要用于治疗肾功能不全、糖尿病肾病、慢性肾小球肾炎、心源性水肿等。

4. 注意事项

阴虚导致的淋证、痰热内盛者忌用。同时，服用本方时，忌食寒凉、油腻等食物。

滑石白鱼散

[方　源]　《金匮要略》："小便不利，蒲灰散主之，滑石白鱼散、茯苓戎盐汤并主之。"

[组　成]　滑石、乱发（烧存性）、白鱼各二分。

[用　法] 以上三味药，杵碎成散。饮服三寸匕，日三服。

[功　用] 利水消瘀。

[主　治] 消渴，小便不利，小腹胀痛并瘀血者。

[方　解] 方中的滑石可以清除膀胱中的积热，排除膀胱内聚集的湿气，有利于小便畅通，减轻淋涩痛的症状；乱发具有活血化瘀的功效，利窍而祛湿；白鱼擅长利水，具有利水散瘀的功效。

👉 运 用

1. 辨证要点

本方以湿热下注，伤及血络导致的血尿、小便不利、尿痛为辨证要点。

2. 加减变化

小腹胀痛者，加枳实、桂枝、桃仁，以温化行气除胀；小便不利者，可加猪苓、茯苓、蒲黄，以通利小便；小便疼痛者，可加竹叶、生甘草，以凉血通利止痛等；结石患者，加石苇、金钱草、鸡内金，以利水化石。

3. 现代运用

现代临床主要用于治疗下焦湿热兼瘀血阻塞且伤及血络的血淋等症。

4. 注意事项

孕妇慎服。脾虚气弱、精滑及热病津伤者忌用。

第十七章

水气黄疸病方

水气病的出现与风、水、湿、热有关，涉及脾、肺、肾、膀胱、三焦等，注注代表肾、脾、肺的失调。黄疸病的成因与湿邪、热邪、寒邪、血瘀等有关，其中以湿邪为主。

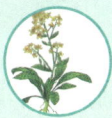

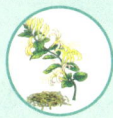

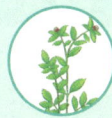

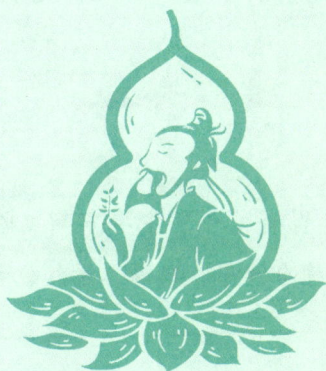

越婢汤

[方　源] 《金匮要略》："风水恶风，一身悉肿，脉浮而渴，续自汗出，无大热，越婢汤主之。"

[组　成] 麻黄六两，石膏半斤，生姜三两，甘草二两，大枣十五枚。

[用　法] 以上五味药，用水六升，先取麻黄煮之，去浮沫，加入其他药材，煮取三升药汁，温服三次。

[功　用] 利水宣肺，解表疏风。

[主　治] 风水证。

[方　解] 本方内，麻黄可以发越阳气，宣散水湿，解表发汗；石膏可以清泄肺热；大枣、生姜能够宣散水气，使风邪水气随汗液排出，还可以借助宣肺行水的功效，使水邪随小便而出；甘草有调和诸药的作用，与大枣搭配可以调理脾胃、运化水湿。五药相合，是清泄里热、发越水气的常用药方，治疗风水证效果较好。

👉 运用

1. 辨证要点

本方是治疗风水兼肺胃有郁热的主要方剂。临床辨证要点为一身悉肿、无大热、续自汗出、口渴、舌红、舌苔黄薄、脉浮等。

2. 加减变化

肺热严重的患者，可加金银花、桑皮、板蓝根；大便干

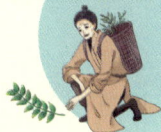

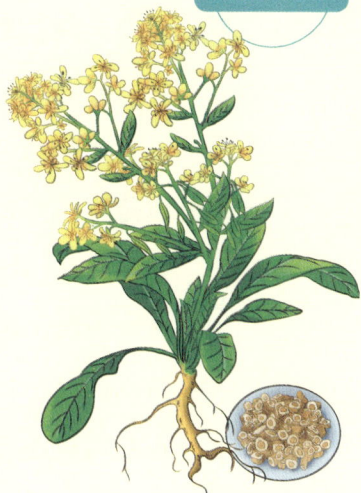

别　　名：山蓝、菘蓝、大蓝根。

产地分布：原产于我国，现各地均有栽培。

性　　味：性寒，味苦。

功效主治：凉血，利咽，清热解毒。可用于治疗咽喉肿痛，温毒发斑，外感发热，温病初起，痄腮，痈肿疮毒，丹毒。

使用禁忌：脾胃虚寒者慎用，体虚而无实火热毒者忌用，萎黄者忌用，蓄血发黄者禁用。

板蓝根

燥者，可加芒硝、大黄；阳郁恶寒者，可加泽泻、附子；汗多阳虚者，可适量添加附子；水气明显者，可加茯苓、白术、猪苓；咽喉肿痛者，可加连翘、牛蒡子、薄荷；表证严重者，可加紫苏叶。

3. 现代运用

现代常用于治疗肺胃郁热类疾病，如不明原因之水肿、肾炎初期、过敏性皮肤病、慢性肾炎急性发作、流行性出血热（发作期）等。

4. 注意事项

阴虚证者慎用。

越婢加术汤

[方　源]　《金匮要略》："里水者，一身面目黄肿，其脉沉，

小便不利，故令病水，假如小便自利，此亡津液，故令渴也，越婢加术汤主之。"

[组　成] 麻黄六两，白术四两，石膏半斤，生姜三两，甘草二两，大枣十五枚。

[用　法] 以上六味药，用水六升，先煮麻黄，去浮沫，加入其他药材，煮取三升药汁，温服三次。

[功　用] 调理脾胃，行水清热。

[主　治] 身重心烦、四肢烦热倦怠、面目浮肿、小便困难等。

[方　解] 热伤阴津，则口渴；阳热充斥于外，因而身热，进而扰心而致心烦；阳气郁滞、气不化水，则水气外斥而内盛，一身面目浮肿；脾胃阳郁，气机郁滞，致身重而腹大；浊热下灼，则小便不利；脉沉、苔薄黄、舌红等都是脾胃阳郁水气的表现，在治疗时应当调理脾胃、行水清热。方中麻黄可以发越脾胃郁阳而行水气；生姜具有宣散的功效，可以改善脾胃；石膏能够疏解脾胃的阳郁；白术可以防止水湿生变，运化水湿；甘草和大枣有和中益气的作用，并且可以调和诸药。

👉 运用

1. 辨证要点

本方以身重、腹大或一身面目浮肿、舌质红、舌苔黄薄、脉沉为辨证要点。

2. 加减变化

若有气虚症状，应加苍术、黄芪以补气燥湿化水；小便不利的患者，加车前子、滑石、瞿麦以利水通小便；若眼睑浮

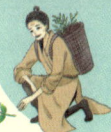

别　　名：忍冬花、鹭鸶花、银花。

产地分布：分布于中南、华东、西南及山西、河北、陕西、甘肃、辽宁等地。

性　　味：性寒，味甘。

功效主治：清热解毒，疏散风热。可用于治疗外感风热、痈肿疔疮、温病初起、热毒血痢等症。

使用禁忌：脾胃虚寒及气虚疮疡脓清者忌服。

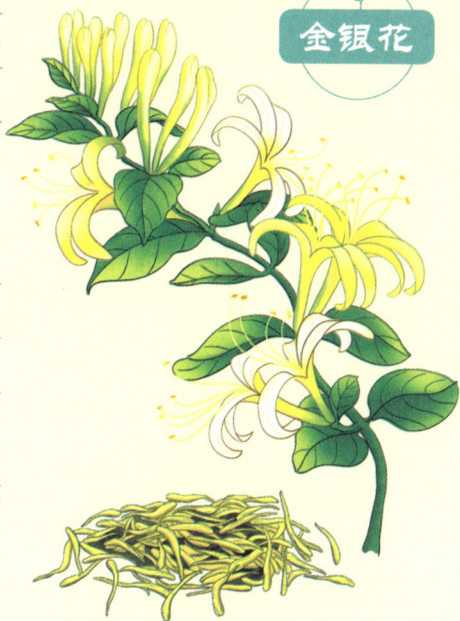

金银花

肿，应加茯苓、桂枝以化气行水；若阳虚症状较重，则加附子以温阳固表。

3. 现代运用

现代常用于治疗慢性胆囊炎、急慢性胃炎等，在符合其主治病变证机的情况下，也可以适当加减用以辅助治疗支气管炎、支气管肺炎、流行性感冒等。

4. 注意事项

脾胃气虚者忌用。

桂枝加黄芪汤

[方　源]　《金匮要略》："黄汗之病，两胫自冷，假令发热，此属历节；食已汗出，又身常暮卧盗汗出者，此荣气

也；若汗出已，反发热者，久久其身必甲错；发热不止者，必生恶疮；若身重汗出已，辄轻者，久久必身瞤。瞤即胸中痛，又从腰以上必汗出，下无汗，腰髋弛痛，如有物在皮中状，剧者不能食，身疼重，烦躁，小便不利，此为黄汗。桂枝加黄芪汤主之。"

[组　成] 桂枝、芍药、甘草、黄芪各二两，生姜三两，大枣十二枚。

[用　法] 以上六味药，用水八升，煮取三升药汁，温服一升。片刻后饮热稀粥一升余，以增强药力，温复取微汗，不汗更服。

[功　用] 散邪通阳，营卫调和。

[主　治] 两胫自冷、黄汗、腰髋弛痛、身疼重、烦躁、小便不利、黄疸等病症。

[方　解] 方中桂枝有散寒祛湿，温阳化气，调和营卫的功效；黄芪有固表益气的功效，与桂枝合用可以温阳化湿；生姜宣散寒湿；白芍敛阴益营；大枣、甘草补气血，和营卫。六药相合，共同发挥温化寒湿、通阳益气的功效。

运用

1. 辨证要点

本方的辨证要点为发热自汗、恶寒较重、脉浮无力等。

2. 加减变化

若大量出汗，可加五味子、牡蛎以收敛止汗；若气虚症状明显，可加白术、人参以健脾益气；若湿盛，可加茯苓、羌活以胜湿利湿。

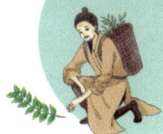

3. 现代运用

现代临床常用于治疗小儿感冒、自主神经功能紊乱、多汗、体虚感冒、黄疸、黄汗等病症。

4. 使用注意

风湿热证者禁服。

茵陈五苓散

[方　源]　《金匮要略》："黄疸病，茵陈五苓散主之。"

[组　成]　茵陈蒿末十分，五苓散五分 [泽泻一两一分，猪苓（去皮）、茯苓、白术各三分，桂（去皮）二分]。

[用　法]　上药相合，饭前服用一方寸匕的量，一日三服。

[功　用]　利水，退黄，清热。

[主　治]　湿热黄疸、小便不利、头重身困、胸脘痞满等症。

[方　解]　本方中的茵陈蒿具有利湿、清热、退黄的功效；五苓散有利水、渗湿的效果，与茵陈蒿搭配使用，祛除水湿的效果就大大增强了，利水、清热、退黄的效果极佳。

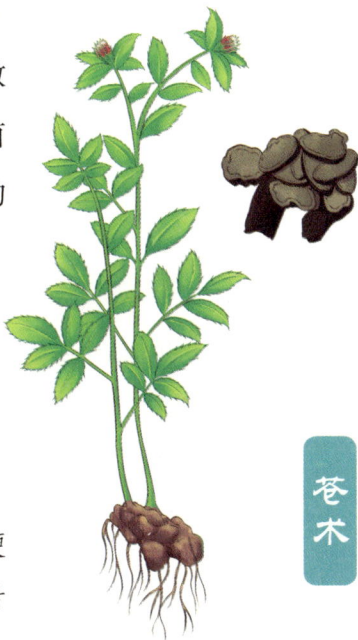

☞ 运用

1. 辨证要点

本方的辨证要点为身、目、便黄以及无汗，身体与四肢困重，舌

苍术

淡红、苔黄或腻厚，脉滑或濡缓。

2.加减变化

湿气较重者，可加滑石、车前子；大便溏者，加白扁豆、山药、薏苡仁；腹部胀满者，可加苍术、陈皮。

3.现代运用

现代临床常用于治疗心源性黄疸、慢性病毒性肝炎、慢性迁延性肝炎、胆囊炎、病毒性肝炎、慢性胃炎、荨麻疹、湿疹等。

4.注意事项

气血虚弱者慎服。

栀子大黄汤

[方　源] 《金匮要略》："酒黄疸，心中懊憹或热痛，栀子大黄汤主之。"

[组　成] 豉一升，大黄一两，栀子十四枚，枳实五枚。

[用　法] 以上四味药，用水六升，煮取二升药汁，温服三次。

[功　用] 利湿，退黄，清热。

[主　治] 胁痛、脘闷、腹胀、食欲不振、胃中热痛、心中懊憹等病症。

[方　解] 方中的栀子具有清泻湿热的功效，能让酒毒之邪从小便排出体外；大黄具有清泻湿热的功效，能让酒毒之邪从大便排出体外；枳实具有破气行滞的功效，能让体内的湿热、酒毒之邪无法留结而溃散；淡豆豉具有行气消满、轻清宣散的功效。

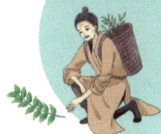

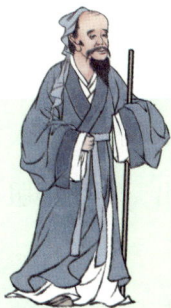

中医小智囊

猩红热是一种由 A 组 β 型链球菌引起的急性呼吸道传染病。患者表现出的症状为发热、咽峡部位出现急性炎症、全身出现弥漫性鲜红色皮疹且疹后会脱屑。猩红热患者和带菌者是主要传染源，一般通过飞沫传播，也可通过外伤或产道感染。

运用

1. 辨证要点

本方的辨证要点为身目发黄、腹胀、头晕目眩、苔黄腻、舌质红、脉数。

2. 加减变化

黄疸严重的患者，加滑石、茵陈蒿，可利湿清热；体内有酒毒的患者，加葛根、绿豆，可清解酒毒；食欲不振、食少的患者，加生麦芽、莱菔子，可消食下气。

3. 现代运用

现代常用来治疗西医临床中的病毒性肝炎、迁延性肝炎、急性肝炎、胆囊炎等疾病，还能辅助治疗猩红热、流行性出血热、支原体病等。

4. 注意事项

气血虚黄疸症、寒湿黄疸症者慎用。

甘草麻黄汤

[方　源]《金匮要略》："里水，越婢加术汤主之，甘草麻黄

汤亦主之。"

[组　成] 甘草二两，麻黄四两。

[用　法] 以上二味药，取水五升，先煮麻黄，去浮沫，加入甘草，煮取三升药汁，温服一升。重复汗出，不汗再服。

[功　用] 理脾散寒，发越郁阳。

[主　治] 里水，全身面目黄肿，脘腹胀满，四肢困重，小便不利等病症。

[方　解] 麻黄是治疗急性肿病的重要发汗药物，因此本方取麻黄来利水止咳、发汗宣肺。为防止麻黄发汗功效过强，故需加入甘草中和，且甘草有扶正的功效。合用便能够治疗水气夹风寒表实的皮水证。

👉 运用

1. 辨证要点

本方的辨证要点为四肢困重、饮食不振、水肿或脘腹胀满、舌淡、脉缓。

2. 加减变化

若腹部胀满，加厚朴、生姜以消胀行气；若食欲不振，加白扁豆、薏苡仁以健脾化湿和胃。

3. 现代运用

现代常用于治疗支气管扩张、支气管炎、肺气肿，也可用于治疗肾小球肾炎初期、慢性胃炎、风湿性心脏病、慢性肾盂肾炎等。

4. 注意事项

忌海藻、菘菜；慎风寒。

第十八章

惊悸吐衄病方

惊指精神不稳定，平时总感到不安；悸指心脏跳动不安。惊多是由外部刺激引发的，悸多源自内心。在临床上，二者常并称为惊悸。吐、衄，是与血脉相关的疾病，但由于其病机不同，可分为虚、实、寒、热的证候，治疗时也应依据补、泻、温、凉进行针对性治疗。

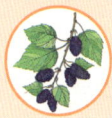

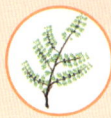

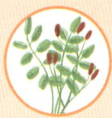

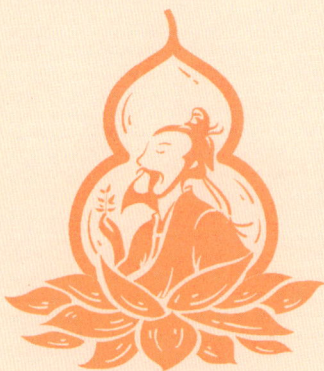

半夏麻黄丸

[方　源] 《金匮要略》："心下悸者，半夏麻黄丸主之。"

[组　成] 半夏、麻黄各等分。

[用　法] 以上二味药，为末，炼蜜为丸，如小豆大。每服三丸，饮送下，每日三服。

[功　用] 蠲饮消水，宣发阳气。

[主　治] 心下悸之症。

[方　解] 方取半夏消除水饮的功效，并用麻黄达到宣发阳气的作用，但阳气不能过分宣发，停止饮水不容易消除症状，因此又以丸剂缓慢服用。痰饮心悸症状，一般采用茯苓、桂枝来通阳利水，而本方用麻黄、半夏来通阳消水，方法略有不同。前者是增强心火来驱散寒邪，增强脾土以利水气；后者是通阳来排泄水气，削弱胃土从而消除痰饮。

👉 运用

1. 辨证要点

本方以寒饮内停心下、脾不健运、水气上凌于心为辨证要点。

2. 加减变化

诸咳病、上气胸满、昼夜不得卧、困笃者，可加桑白皮。

3. 现代运用

现代临床主要用于治疗胸脘痞闷、呼吸不利、咳逆呕恶等病症。

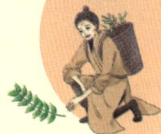

桑白皮

别　　名：白桑皮、桑根白皮、桑皮。

产地分布：分布于全国各地。

性　　味：性寒，味甘。

功效主治：利水消肿，泻肺平喘。可用于治疗肺热咳喘，水肿。

使用禁忌：风寒咳嗽及肺寒无火者忌用。

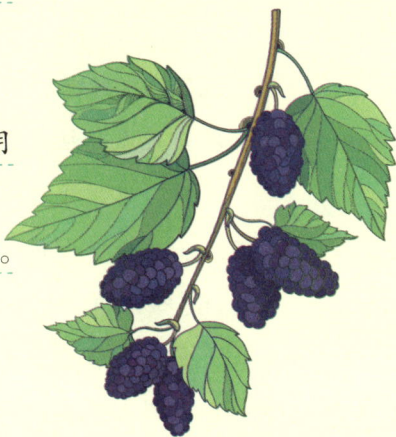

4. 注意事项

　　麻黄具有较强的发散性，容易耗气伤阴，因此用量不宜过大。

柏叶汤

[方　源]　《金匮要略》："吐血不止者，柏叶汤主之。"

[组　成]　侧柏叶、干姜各三两，艾叶三把。

[用　法]　以上三味药，用水五升，煮取一升，温服二次。

[功　用]　温中止血。

[主　治]　脾阳不足、脾不统血引起的吐血症。

[方　解]　方中侧柏叶性微寒，味苦涩，有清降之气，能抑制上逆达到收敛止血的效果；干姜性热，味辛，有温中止血的效果；艾叶性温，味辛、苦，有温经止血的效果。

别　　名：香柏、扁柏、柏树。

产地分布：主要分布于我国东北地区南部，以及陕西、甘肃、广东、广西、四川、云南、贵州等地。

性　　味：性微寒，味苦、涩。

功效主治：凉血止血，祛风解毒，祛痰止咳。可用于治疗衄血、吐血、尿血、血痢、肠风、崩漏、咳嗽痰多、风湿痹痛等。

使用禁忌：大量服用容易导致食欲减退以及胃部不适，因此不宜久服、多服。

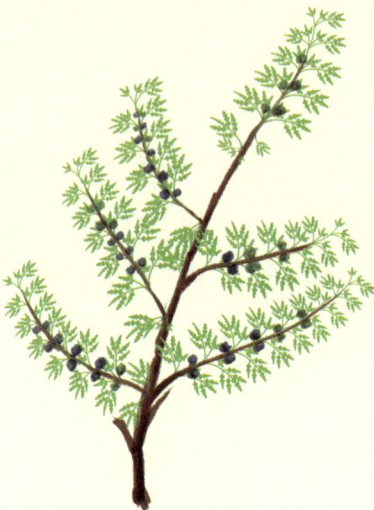

侧柏

这两味药合用，可以振阳摄血。方中寒热之品并用，对于治疗虚寒性吐血有显著的效果。

👉 运用

1. 辨证要点

本方专为治疗虚寒性吐血而设。临床以血色黯淡清稀、舌淡、脉虚弱为辨证要点。

2. 加减变化

因溃疡病导致出血且腹中闷痛的患者，可加延胡索、乌贼骨，发挥制酸止痛的作用；若患者大量出血，可加三七、阿胶、白及，以增强止血的功效；气虚的患者，可加黄芪、人参，发挥益气健脾摄血的功效；方中艾叶、侧柏叶、干姜可炒炭入药。

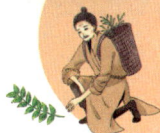

3. 现代运用

现代常用于治疗肝硬化食管静脉曲张出血、消化道出血、胃及十二指肠溃疡出血、血小板减少性紫癜出血等证属中焦虚寒者。

4. 注意事项

血热出血者忌服。

泻心汤

[方　源]　《金匮要略》："心气不足，吐血，衄血，泻心汤主之。"

[组　成]　大黄二两，黄连、黄芩各一两。

[用　法]　以上三味药，用水三升，煮取一升，顿服之。

[功　用]　泻火燥湿。

[主　治]　因湿热内阻而引起的黄疸、心烦意乱；热气上涌，气血逆行，吐血、衄血等症。

[方　解]　本方常用于治疗因湿热内阻而引起的黄疸、心烦意乱等病症，治疗时应以泻火燥湿为主。方中黄连、黄芩苦寒清邪热，有泻心火、祛邪以安正的功效；大黄苦寒，可以通降止血。三药相合，共同发挥泻火燥湿之功效。

☞ 运用

1. 辨证要点

本方以吐血衄血、面红目赤、烦热痞满、口舌生疮、尿赤便秘、湿热黄疸、疔疮肿毒、舌苔黄腻为辨证要点。

2. 加减变化

若有疮疡症状，可适量添加金银花、地丁、蒲公英、连翘、甘草等；若有尿血，可加白茅根、小蓟；若有目赤，加栀子、菊花、龙胆草；湿热黄疸者，加栀子、茵陈；吐血者，适量添加生地、柏叶、牡丹皮；便血者，适量添加地榆、赤芍，或与赤小豆当归散同用；口舌生疮者，加生地、川木通、甘草、竹叶。

3. 现代运用

现代常用于治疗疮痈肿毒、细菌性痢疾、肺炎、肺结核及支气管扩张咯血、胃肠道出血、口腔溃疡等。

4. 注意事项

凡阳虚失血、脾不统血者，忌用本方。

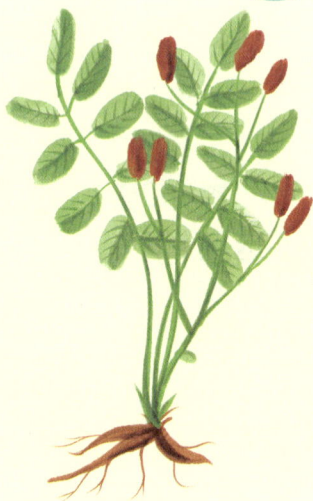

地榆

别　　名：	豚榆系、酸赭、白地榆。
产地分布：	分布于华北、华东、西南、东北、西北及河南、湖南、湖北、广西等地。
性　　味：	性微寒，味苦、酸、涩。
功效主治：	解毒敛疮，凉血止血。可用于治疗崩漏、水火烫伤、血热便血、痔血、湿疹、疮痈痈肿等。
使用禁忌：	大面积烧伤者忌用。

第十九章 呕吐哕病方

呕吐是胃失和降，胃气上涌导致的干呕、反胃等病症。治疗呕吐时，不可见呕止呕，应以降逆止呕为治疗原则。哕就是呃逆，是由胃气上涌所导致的喉间呃呃作声。

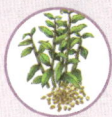

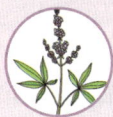

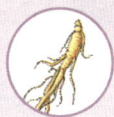

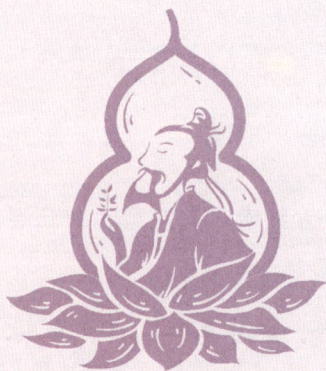

橘皮竹茹汤

[方　源]　《金匮要略》："哕逆者，橘皮竹茹汤主之。"

[组　成]　橘皮二斤，竹茹二升，大枣三十枚，生姜半斤，甘草五两，人参一两。

[用　法]　以上六味药，用水一斗，煮取三升，温服一升，每日三服。

[功　用]　益气清热，降逆止呃。

[主　治]　胃虚有热所导致的呃逆。

[方　解]　本方常用于治疗胃虚有热、气逆不降所导致的呃逆之证，治疗时应以清补降逆为主。方中竹茹甘寒，具有清热安胃的功效；橘皮辛温，行气和胃可以止呃；生姜和胃止呕，合竹茹，组成清中有温之良剂；人参益气补虚，合橘皮，构成行中有补之组合；甘草、大枣助人参益气补中以治胃虚，调和诸药。六药相合，共同发挥益气清热、降逆止呃之功效。

运用

1. 辨证要点

本方以呕吐或呃逆、舌红嫩、脉虚数为辨证要点。

2. 加减变化

胃热呃逆、气不虚者，去甘草、人参、大枣，加柿蒂以降逆止呃；胃阴不足者，加石斛、麦冬等养胃阴；气阴两伤者，加半夏、麦冬、茯苓、枇杷叶以养阴和胃。

石 斛

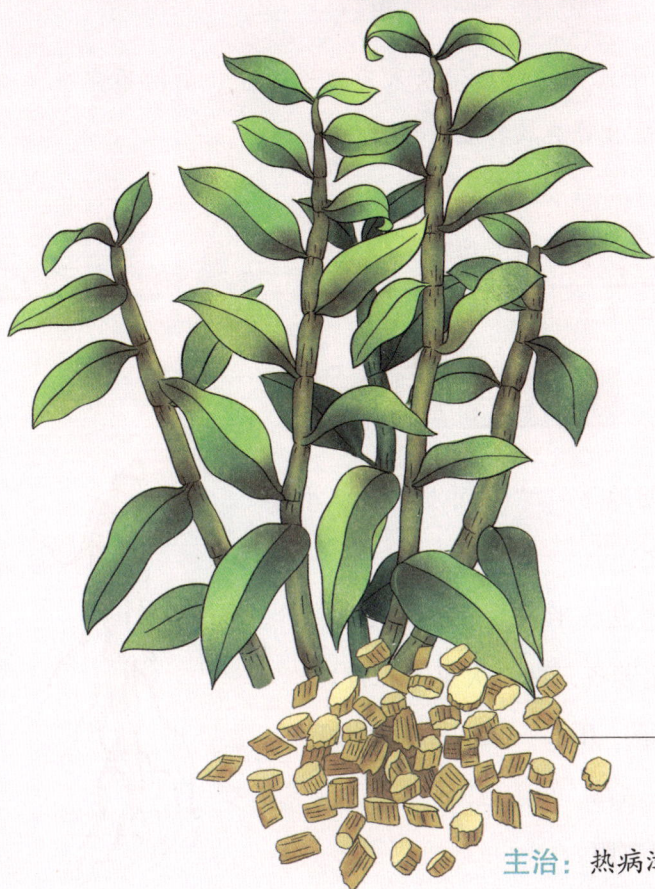

茎

主治： 热病津伤、口干烦渴、胃阴不足、食少干呕、病后虚热不退、阴虚火旺、骨蒸劳热、目暗不明、筋骨痿软。

产地分布： 多生长于温暖、潮湿、半阴半阳的环境中。主要分布于中国台湾、湖北、广西、四川、贵州、云南、西藏等地。

形态特征： 茎丛生，直立，多节，叶无柄，近革质，叶脉平行，叶鞘紧抱于节间，总状花序自茎节生出。苞片膜质，卵形。花大，下垂。花萼及花瓣白色，末端淡红色。花瓣卵状长圆形或椭圆形。

功　效： 生津养胃，滋阴清热，润肺益肾。

3. 现代运用

现代常用于治疗膈肌痉挛及术后呃逆不止、幽门不完全性梗阻、妊娠呕吐等类属胃虚有热者。

4. 注意事项

因实热或虚寒导致的呕逆者禁用。

小柴胡汤

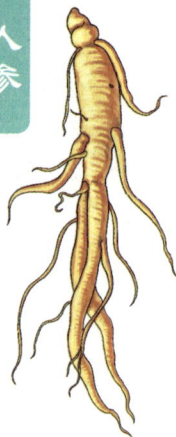

人参

[方　源] 《金匮要略》："呕而发热者，小柴胡汤主之。"

[组　成] 柴胡、半夏各半斤，黄芩、人参、甘草、生姜各三两，大枣十二枚。

[用　法] 以上七味药，用水一斗二升，煮取六升药汁，去渣滓，再煎取三升，温服一升，每日三服。

[功　用] 和解少阳，益气扶正。

[主　治] 伤寒少阳证，症见往来寒热，胸胁苦满，食欲不振，心烦喜呕等；热入血室证，症见妇人伤寒，经水时断，寒热时作等；黄疸、疟疾以及内伤杂病而见少阳证者。

[方　解] 本方主要用于治疗邪郁少阳，枢机不利，正邪分争导致的往来寒热、胸胁苦满、心烦喜呕等症。方中柴胡、黄芩可解半表半里之邪；人参、甘草、大枣有扶正祛邪、益气和中的功效；生姜，半夏合用，有降逆止呕、调理胃气的功效。七药相合，可以发挥和解少阳、益

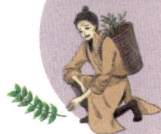

气扶正之功效。

👉 运用

1. 辨证要点

本方以往来寒热、心烦喜呕、胸胁苦满、口苦、苔白、脉弦为辨证要点。

2. 加减变化

不渴且外有微热者，可去人参，加桂枝；心下悸，小便不畅者，可去黄芩，加茯苓；胸烦而不呕者，可去半夏、人参，加栝楼；咳嗽者，可去生姜、大枣、人参，加五味子、干姜；口干者，可加天花粉，去半夏；腹痛者，可去黄芩，加白芍。

3. 现代运用

现代常用于治疗感冒、支气管炎、肺结核、肝病、胃肠疾病、麻疹、恶阻等。

4. 注意事项

阴虚血少、吐衄、肝火偏盛及肝胆偏亢、上盛下虚者慎服。

大半夏汤

[方　源]　《金匮要略》："胃反呕吐者，大半夏汤主之。"

[组　成]　半夏（洗）二升，人参三两，白蜜一升。

[用　法]　以上三味药，以水一斗二升，和蜜扬之二百四十遍，煮药取二升半，温服一升，余分再服。

[功　用]　补中降逆。

[主　治]　朝食暮吐、脾阴不濡、胃虚气逆、心下痞硬等症。

[方　解] 本方主要用于治疗脾胃阴阳两虚所导致的暮食朝吐、朝食暮吐、宿谷不化之胃反证。方中重半夏以和胃降逆，通阳散结，以治其标；人参益气补虚；白蜜养血润燥，缓急和中，以治其本。三药相合，共同发挥和胃润燥、补虚降逆之功效。

👉 运用

1. 辨证要点

本方以呕吐涎沫、朝食暮吐或暮食朝吐、舌淡、苔薄白、脉浮涩或弦迟为辨证要点。

2. 加减变化

头顶痛者，可加细辛、藁本以疏风止痛；头痛者，可加川芎、蔓荆子以通经止痛；咳嗽者，可加麦冬、五味子以敛肺

别　　名：荆子、蔓荆实、万荆子。

产地分布：分布于广西、福建、广东、云南等地。

性　　味：性微寒，味辛、苦。

功效主治：清利头目，疏散风热。可用于治疗头昏头痛、风热感冒、耳鸣耳聋、目赤肿痛、祛风止痛等症。

使用禁忌：脾胃湿热证、脾胃阴虚证者慎用。

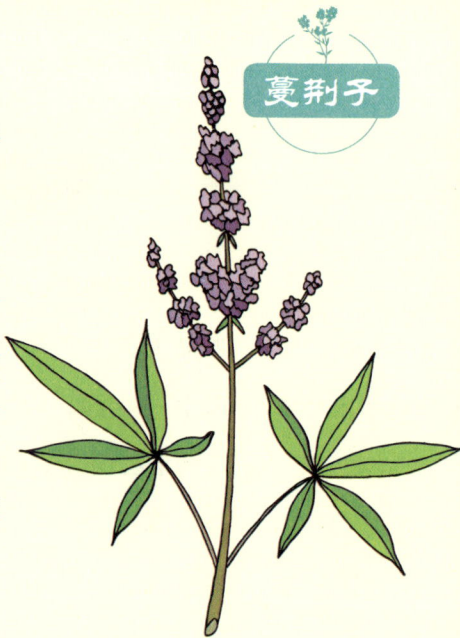

蔓荆子

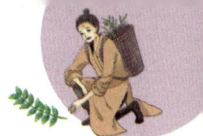

止咳；腹中痛者，可加白芍以柔肝止痛；气滞者，可加枳壳、木香以理气解郁。

3. 现代运用

现代常用于治疗幽门水肿性呕吐、肠胃炎、神经性呕吐、幽门梗阻或不全梗阻、贲门痉挛等。

4. 注意事项

脾胃湿热证者、脾胃阴虚证者慎用。

半夏泻心汤

[方　源] 《金匮要略》："呕而肠鸣，心下痞者，半夏泻心汤主之。"

[组　成] 半夏（洗）半斤，干姜、人参、黄芩、甘草（炙）各三两，黄连一两，大枣十二枚。

[用　法] 以上七味药，用水一斗，煮取六升，去渣滓，再煎取三升，温服一升，日三服。

[功　用] 寒热平调，消痞散结。

[主　治] 寒热互结之痞证。

[方　解] 本方主要用于治疗脾胃不和，寒热交错，升降失常导致的呕吐、心下痞等病症。方中黄芩、黄连性味苦寒，消痞泻热；半夏、干姜性味辛温，降逆和胃，散寒；人参、甘草、大枣，补益脾胃。七药相合，共同发挥甘温益气、辛开苦降的功效。

👉 运用

1. 辨证要点

本方以呕吐泻痢、心下痞满、苔腻微黄为辨证要点。

2. 加减变化

呕吐严重、中气不虚、湿热蕴积中焦或舌苔厚腻者，可去甘草、干姜、人参、大枣，加枳实、生姜。

3. 现代运用

现代常用于治疗早期肝硬化、慢性肝炎、急慢性胃肠炎、慢性结肠炎等。

4. 注意事项

食积或气滞所致的心下痞满者忌用。

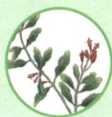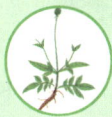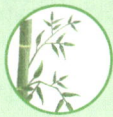

第二十章

妇人病肠痈病方

本章主要为妇人妊娠期、产后常见病和肠痈的病治。治疗时，要根据临床上具体证候具体分析，做到针对性使用方剂。

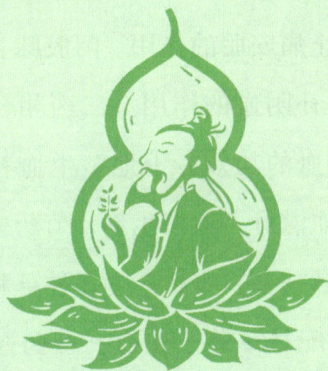

芎归胶艾汤

[方　源]　《金匮要略》："师曰：妇人有漏下者，有半产后因续下血都不绝者；有妊娠下血者，假令妊娠腹中痛，为胞阻，芎归胶艾汤主之。"

[组　成]　芍药、干地黄各四两，艾叶、当归各三两，阿胶、芎䓖、甘草各二两。

[用　法]　以上七味药，用水五升，清酒三升，合煮取三升，去渣滓，纳入阿胶令消尽，温服一升，每日三次。不愈更作。

[功　用]　安胎止漏，补血调经。

[主　治]　女性因冲任不足而导致的崩漏、下血、月经淋漓不止；产后或流产时，冲任受损，下血不止；怀孕后出血，腹部有痛者。

[方　解]　本方主要用于治疗妇人崩漏及安胎。治疗时应以止血为主。方中艾叶味苦、辛，性温，具有理气血、暖胞宫、止崩漏、逐寒湿、止痛安胎的作用。阿胶味甘，性平，具有止血安胎、滋补阴血的作用。二药相合，共同发挥调经、安胎、止血的功效。干地黄生血补血；芎䓖行气开郁；当归养血滋肝，逐瘀生新；芍药去恶生新，安胎止痛；清酒通脉祛寒，宣行药力；甘草和中缓急，调和诸药；阿胶搭配甘草善于止血；芍药搭配甘草可缓急止痛；当归、艾叶、清酒、芎䓖暖宫散寒。七药相合，构成安胎止漏、补血调经的有效方剂。

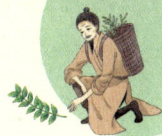

👉 运用

1.辨证要点

本方是治妇女胎漏及崩漏、止血安胎的重要方剂。以面色苍白、腰酸乏力、血色淡、舌淡、脉细为辨证要点。

2.加减变化

血热妄行致吐血、咯血、逆经者，可加黄檗、黄连、黄芩、栀子、知母；胎漏腰痛者，可去芎䓖，加桑寄生、杜仲；气虚者，可加黄芪、党参。

3.现代运用

现代常用于治疗产后恶露不绝、功能性子宫出血、先兆流产、人流后出血以及紫癜、便血、取环出血等症。

4.注意事项

因血热妄行导致的崩中漏下、月经过多者忌用。

别　　名：桑上寄生、寄生草。

产地分布：产于福建、广东、广西等地。

性　　味：苦、甘，平。

功效主治：祛风湿、补肝肾、强筋骨、安胎元。用于风湿痹痛、腰膝酸软、筋骨无力、崩漏经多、妊娠漏血、胎动不安、头晕目眩等。

使用禁忌：孕妇禁用，过敏体质者慎用。

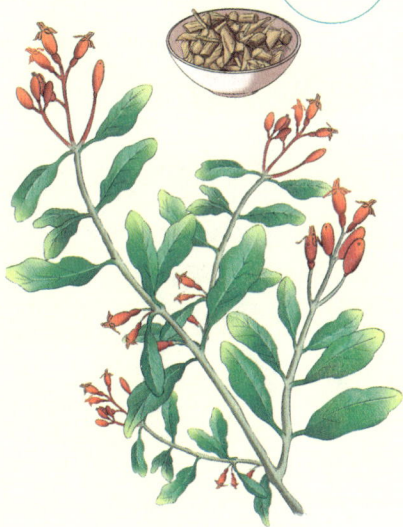

桑寄生

195

当归芍药散

[方　源] 《金匮要略》："妇人怀妊，腹中疞痛，当归芍药散主之。""妇人腹中诸疾痛，当归芍药散主之。"

[组　成] 芍药一斤，泽泻、芎䓖各半斤，茯苓、白术各四两，当归三两。

[用　法] 以上六味药，杵为散。每服方寸匕，以酒和服，每日三服。

[功　用] 健脾利湿，养血调肝。

[主　治] 经期或妊娠期间肝脾两虚、头晕心悸、腹中拘急、绵绵作痛、小便不利等症。

[方　解] 本方主要用于治疗妊娠肝脾两虚、小便不利等病症，治疗时应以养血疏肝、健脾利湿为主。方中重用芍药以泻肝利阴；芎䓖、当归补血止痛；白术益脾燥湿；茯苓渗湿利小便；泽泻行其所积，利小便。六药相合，共同发挥养血调胃、健脾渗湿之功效。

👉 运用

1.辨证要点

本方以月经量少、纳呆食少、腹痛绵绵、性情急躁、舌淡苔白腻、脉弦细为辨证要点。

2.加减变化

血虚者，可加阿胶、熟地；

阿胶

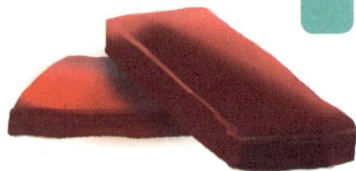

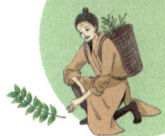

气郁不食者，可加香附、麦芽；气郁满者，可加柴胡、枳实；气郁有热者，可加栀子。

3. 现代运用

现代常用于治疗习惯性流产、妊娠腹痛、痛经、胎位不正、功能性子宫出血、妊娠贫血等类属血郁湿阻、肝脾失调者。

4. 注意事项

芎䓖是血中气药，味辛走窜，因此在使用该方剂时，用量宜少。

下瘀血汤

[方　源]　《金匮要略》："师曰：产妇腹痛，法当以枳实芍药散，假令不愈者，此为腹中有干血着脐下，宜下瘀血汤主之。亦主经水不利。"

[组　成]　大黄三两，桃仁、䗪虫（熬，去足）各二十枚。

[用　法]　以上三味药，为末，炼蜜和为四丸。煎一丸，取八合，顿服之。

[功　用]　下瘀逐血。

[主　治]　腹中有干血着脐下，产妇腹痛，经水不利。

[方　解]　本方用于治疗产妇腹痛，经水不利之症，治疗时以下瘀逐血为主。方中䗪虫、桃仁攻逐瘀血；大黄破血泻热；蜜缓和诸药。用酒煎，目的是引入血分，直达病所，以助药效。

👉 运用

1. 辨证要点

本方以血瘀内结而致腹痛，经水不利为辨证要点。

2. 加减变化

腹痛且有包块者，可加没药、乳香；腰酸者，可加桑寄生、川续断；气滞者，可加香附、枳实、青皮；气者，可加黄芪、党参；血虚者，可加阿胶、当归；夹热者，可加牡丹皮、栀子。

3. 现代运用

现代常用于治疗子宫内膜增生、胎盘残留、输卵管炎、宫外孕、痛经、肝硬化以及感染性精神病等。

4. 注意事项

本方剂破血下瘀的作用较为强烈，应慎用，孕妇忌用。

别　　名：续断、北续断、接骨草。

产地分布：分布于江西、湖北、湖南、广西、四川、贵州、云南、西藏等地。

性　　味：性微温，味苦、甘、辛。

功效主治：续筋健骨，通利血脉，补益肝肾。可用于治疗崩漏下血、肝肾不足、腰膝酸痛、胎动不安、寒湿痹痛、筋骨折伤、跌打损伤等症。

使用禁忌：风湿热痹者忌用。

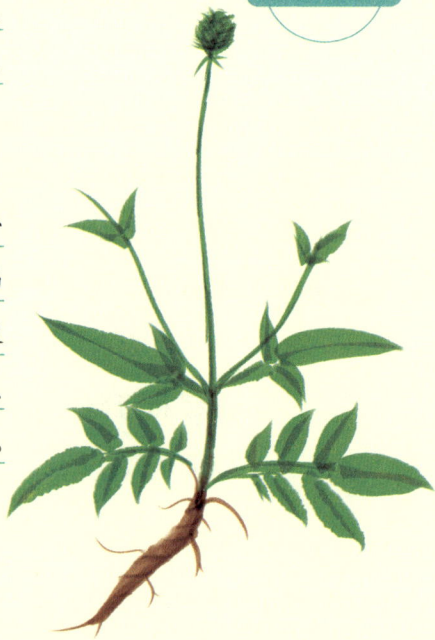

川续断

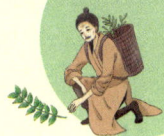

竹叶汤

[方　源] 《金匮要略》："产后中风，发热，面正赤，喘而头痛，竹叶汤主之。"

[组　成] 竹叶一把，生姜五两，葛根三两，防风、桔梗、桂枝、人参、甘草各一两，附子（炮）一枚，大枣十五枚。

[用　法] 以上十味药，用水一斗，煮取二升半，分三次温服。温覆使汗出。

[功　用] 疏风解表，温阳益气。

[主　治] 汗出、头痛、发热、恶风寒、气喘、乏力、面色赤等症。

[方　解] 本方主要用于治疗阳气不足，复感风邪所导致的汗出、头痛、发热、恶风寒等症，治疗应以疏风解表、温阳

别　　名：淡竹叶。

产地分布：产于山东、河南、安徽、江苏、浙江、江西等地。

性　　味：性寒，味甘、辛、淡。

功效主治：生津利尿，除烦，清热泻火。可用于治疗口疮、尿赤、热病烦渴等。

使用禁忌：胃寒呕逆、寒痰咳嗽、脾虚泄泻者忌用。

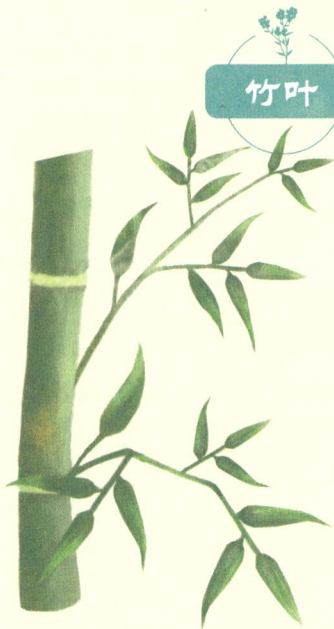

竹叶

益气为主。方中竹叶、葛根轻清宣泄；桂枝、防风、桔梗疏风解肌；人参、附子温阳益气；生姜、甘草、大枣甘缓和中，调和营卫。十药相合，共同发挥疏风解表、温阳益气之功效。

👉 运用

1. 辨证要点

本方以汗出、口淡不渴、发热、恶寒、舌淡或红、苔薄或黄、脉浮或弱为辨证要点。

2. 加减变化

颈项强硬者，可加大附子以散寒解凝，温阳通经，通达筋脉；气虚者，可加黄芪、白术以健脾益气和中；血虚者，可加当归、阿胶以补血生血。

3. 现代运用

现代常用于治疗感冒、流行性感冒。

4. 注意事项

瘀血内伤症者慎用。

薏苡附子败酱散

[方　源]《金匮要略》："肠痈之为病，其身甲错，腹皮急，按之濡如肿状，腹无积聚，身无热，脉数，此为肠内有痈脓，薏苡附子败酱散主之。"

[组　成] 薏苡仁十分，败酱草五分，附子二分。

[用　法] 以上三味药，杵为末，取方寸匕，以水二升，煎减半，

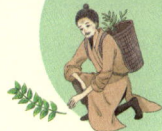

别　　名：黄花败酱、龙芽败酱、黄花龙芽。

性　　味：性微寒，味辛、苦。

产地分布：分布于东北、华北、华东、华南及四川、贵州等地。

功效主治：祛瘀排脓，清热解毒。可用于治疗产后瘀阻腹痛，痈肿疮毒，肠痈，肺痈等症。

使用禁忌：脾胃虚弱者慎服。

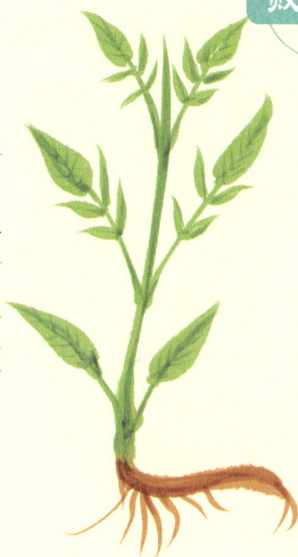

顿服，小便当下。

[功　用] 排脓，消痈，温阳。

[主　治] 肠痈内脓已成者。

[方　解] 本方主要用于治疗寒湿瘀血互结，腐败成脓导致的肠痈，治疗时以排脓、消痈、温阳为主。方中重用薏苡仁以排脓开壅，利湿消肿；轻用附子以辛热散结，振奋阳气，并助薏苡仁以散寒湿；败酱草破瘀排脓。三药相合，发挥通阳散结、排脓消痈之功效。

运用

1. 辨证要点

本方以压痛不明显、肠痈腹痛、面色苍白、脉细弱为辨证要点。

2.加减变化

慢性盆腔炎患者，可加丹参、赤芍、延胡索、夏枯草、木香；阑尾炎患者，可与大黄牡丹汤合用；若有阑尾脓肿，可加红花、桃仁、广木香；多发性胸腹腔脓疡患者，可加蒲公英、皮尾参、红藤、皂角刺、金银花、黄连。

3.现代运用

现代常用于治疗慢性盆腔炎、慢性阑尾炎、阑尾周围脓肿、多发性胸腹腔脓疡以及支气管胸膜炎、引产术后脓毒血症、卵巢恶性肿瘤等。

4.注意事项

肠痈腹痛较为严重者，兼高热、便秘者忌用。

大黄牡丹汤

[方　源] 《金匮要略》："肠痈者，少腹肿痞，按之即痛，如淋，小便自调，时时发热，自汗出，复恶寒。其脉迟紧者，脓未成，可下之，当有血；脉洪数者，脓已成，不可下也，大黄牡丹汤主之。"

[组　成] 大黄四两，牡丹一两，桃仁五十个，瓜子（冬瓜仁）半升，芒硝三合。

[用　法] 以上五味药，用水六升，煮取一升，去渣滓，纳入芒硝，再煎沸，顿服之。

[功　用] 散结消肿，泻热破瘀。

[主　治] 肠痈初期，湿热瘀滞病证。

[方　解] 本方常用于治疗肠中湿热郁蒸、气血凝聚所导致的肠痈。

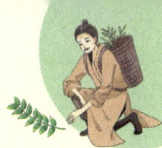

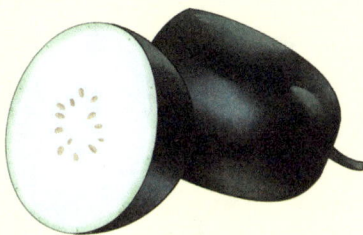

别　　名：白瓜子、瓜子、瓜瓣。

产地分布：全国各地均有栽培。

性　　味：性微寒，味甘、淡。

功效主治：化痰生津，清热利尿，解毒。可用于治疗痰喘、水肿胀满、淋证、暑热烦闷、脚气、消渴等病症。

使用禁忌：脾胃虚寒者不宜过量服用。

冬瓜仁

治疗时应以泻热除湿，破瘀消痈为主。方中牡丹皮苦辛微寒，具有活血散瘀、清热凉血之功效；大黄味苦性寒，攻下散毒，泻热散瘀。二药相合，泻热破瘀。桃仁活血散瘀，合牡丹皮散瘀消肿；芒硝软坚散结，泻热导滞；冬瓜仁清肠利湿，甘寒滑利，排脓消痈。五药相合，共同发挥散结消肿、泻热破瘀之功效。

👉 运用

1. 辨证要点

本方以右下腹部疼痛拒按，舌苔黄、腻，脉滑数为辨证要点。

2. 加减变化

血瘀严重者，可加没药、赤芍、乳香以活血祛瘀；热毒严重者，可加紫花地丁、金银花、蒲公英、败酱草以加强清热解毒的功效。

3. 现代运用

现代常用于治疗肠梗阻、胰腺炎、急性胆道感染、急性单纯性阑尾炎、胆道蛔虫、急性盆腔炎等类属湿热瘀滞者。

4. 注意事项

一切肠痈溃后者、体质或产后虚弱者、老人、孕妇忌用。

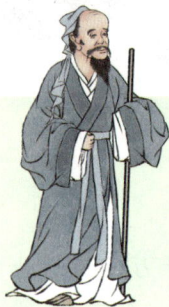

·中 医 小 智 囊·

清肠饮与大黄牡丹汤同具清热活血消痈之功，都可用于肠痈。但不同的是，大黄牡丹汤长于泻下破瘀，用于肠痈初起，少腹肿痞伴便秘或大便涩滞不畅的患者；而清肠饮长于解毒、滋阴，用于肠痈屡发，毒甚且伴口干、舌红少津等阴伤表现的患者。

中药服药时间

　　一般而言，若病在胸膈以上，如肺脏、头面部疾患，应先进食后服药，这样可以使药物向上走，更好地接近病位；若病在胸腹以下，如脾胃、肛肠处，应先服药后进食，这样使药物能够下沉靠近病灶，更好地发挥治疗作用；若病在四肢血脉，适合选择早晨空腹服药；若病在骨髓，应选择在晚上吃饱饭以后服药。

　　按照中医的时间理论，人体十二脏的气血运行与时辰密切相关，不同的中药应选择合适的时间进服。

　　补肾药、行水利湿药和催吐药应在清晨服用。

　　快到中午的时候，阳气升腾的力量最大。服用发汗解表药更利于将致病的外邪驱逐体外。

　　至于驱虫和泻下药，则适合在夜晚空腹服用。由于21—23时是肾脏功能最虚衰的时候，这时服用滋养阴血药，能加快吸收，更好地发挥药效。

　　安神药应在临睡前服用，以便卧床后及时进入睡眠状态。

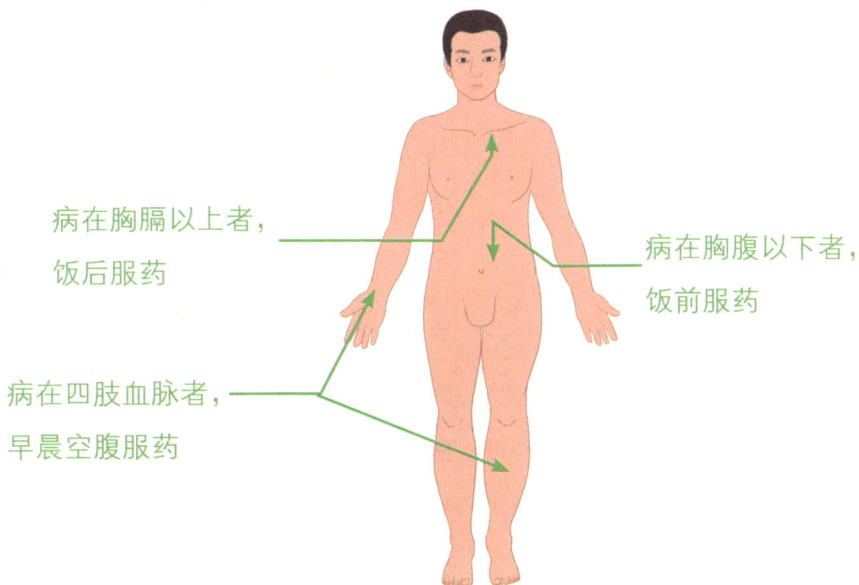

病在胸膈以上者，
饭后服药

病在胸腹以下者，
饭前服药

病在四肢血脉者，
早晨空腹服药

服药禁忌速查表

服用中药时，应当避免进食与方药作用相反的食物，以免带来不好的影响。其中，油腻、腥臭、煎炸等不易消化或有特殊刺激性的食物，是服药的禁忌。

药物及病证	忌口食物
甘草、黄连、桔梗、乌梅	猪肉
土茯苓	醋
苍术、白术	大蒜、桃、李
荆芥	鱼、蟹、河豚、驴肉
天门冬	鲤鱼
蜂蜜	生葱
鸡肉	鲤鱼
丹参、茯苓、茯神	醋及一切酸
薄荷	鳖肉
鳖甲	苋菜
地黄、何首乌	葱、蒜、萝卜
吴茱萸	猪心、猪肉
常山	生葱、生菜
人参、西洋参、边条参等补药	萝卜、大蒜
发汗药	酸涩和生冷食物
疮、疥、肿毒以及皮肤瘙痒等疾病	鱼、虾、牛羊肉等有腥膻味的食物
头昏、失眠、性情急躁	胡椒、酒及辛辣食物
伤风感冒或出麻疹	生冷、酸涩、油腻的食物及补药

中药服药注意事项

中药的作用最注重的是对症，而且使用的药量和搭配都有一定的标准，要遵照医嘱使用。如果随意更改组方或者改变使用数量，或者服药方法不当，都会带来一定影响，甚至会中毒。因此，在使用中药时，要注意中药的配伍禁忌、分型服药禁忌等方面。

中药配伍

某些药物因组方后可能会发生相反、相恶的关系，使彼此的药效降低，甚至引起毒副反应。《本经·序例》指出："勿用相恶、相反者。"相恶配伍可能使药物某些方面的功效减弱，但同时是一种可以利用的配伍关系，并非绝对禁忌。而"相反为生害，于相恶"，是指相反的药物一起使用可能会危害健康，甚至危及生命。所以相反的药物原则上禁止配伍应用。

分型服药

解表药如治感冒的药应趁热服用，并在服后加衣盖被，或进食少量热粥，以增强发汗的效果。寒证要热服，热证要冷服。

对于丸剂、颗粒剂，颗粒较小的可以直接用温开水送服，颗粒较大的要分成小粒吞服，质地坚硬的可以用开水溶化后再服用。

对于散剂和粉剂，最好用蜂蜜调和服用，或是装进胶囊中吞服，以免呛入喉咙。蜜膏剂用开水冲服较好，若直接入口吞咽，容易引发呕吐。

此外，冲剂可以直接用开水冲服，糖浆剂可以直接吞服。

减轻苦味

因为味蕾的存在，所以我们喝中药时会觉得很苦。其实味蕾对苦味的感觉强度与温度有关，一般在37℃时感觉最苦。如果服用时高于或低于这个温度就会感觉舒适很多。因此，为了减轻中药汤剂的苦味，可以配用一些甜味中药或加入适量的糖，或者等温度降到37℃以下再服用。

经验表明，进食中药汤剂味觉最好的温度，在初春、深秋时为 42℃左右，春末、早秋或夏秋时以 34℃为佳。

此外，尽快将汤药喝下去，缩短药汁与味蕾的接触时间，并在服用后漱口，减少药汁的残留，也可以减轻中药汤剂的苦味。

孕妇禁用中药

某些药物具有损害胎元以致堕胎的作用，所以应作为妊娠禁忌的药物。根据药物对于胎元损害程度的不同，一般可分为慎用与禁用两大类。慎用的药物包括通经祛瘀、行气破滞及辛热滑利之品，如桃仁、红花、牛膝、大黄、枳实、附子、肉桂、干姜、木通、冬葵子、瞿麦等；禁用的药物是指毒性较强或药性猛烈的药物，如巴豆、牵牛、大戟、商陆、麝香、草三棱、莪术、水蛭、斑蝥、雄黄等。凡禁用的药物绝对不能使用，慎用的药物可以根据病情的需要斟酌使用。

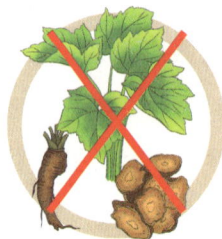
大黄

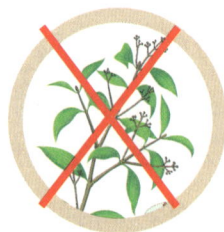
肉桂

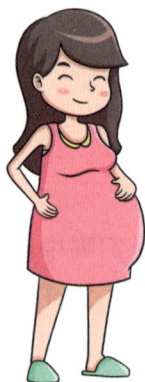

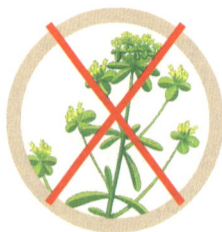
大戟

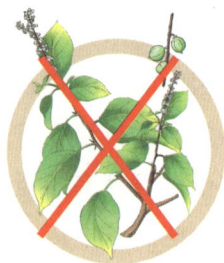
巴豆

中药材的贮藏方式

中药材如果保存不当，很容易让原本的功效降低，甚至发生霉变，因此，短时间服用不了的药材一定要注意保存好。

一、干燥

中药材的含水量超过15%时，很容易发生虫害、霉变等。所以，对含水量高的药材，要借助高温、太阳、风、石灰干燥剂等外力，选用晒、晾、烘、微波、远红外线照射等方法，将含水量降到15%以下。

目前，降低中药材含水量最常用的方法是：把药材摊在席子上，摆在太阳下晒。若条件允许，可以用架子把草席架空。对于一些含水分或淀粉较多的药材，如贝母、百合、延胡索等，应先用开水烫煮或蒸，再在太阳下晒。有些药材不耐久晒，如麻黄，久晒后有效成分的含量会减少，应放在通风的室内或遮阴的棚下阴干。此外，有些高价药材容易生虫、发霉，如人参等，应密封保存，用石灰保持药材干燥。

值得注意的是，药材在干燥前都要充分散开，使其干燥均匀，避免局部含水量超标发生霉变。同时为了保持药材的纯净度，干燥时应清洁通风，干燥器械要干净无污染。

二、合理贮藏

贮藏中药材时要注意以下六点：

1. 低温

霉菌和害虫在10℃以下不易生长，且泛油、溶化、粘连、气味散失、腐烂等药材的变质反应在低温时也不易发生，所以将药材放在阴凉干燥处（如冰箱），有利于保存其有效成分。

2. 避光

像花叶类那种在光照下容易起变化的药材，应贮藏在暗处及陶瓷容器、有色玻璃瓶中，避免阳光直接照射。

3. 分类

根据药材特点分类保管，如栝楼等肉质、甜香的药材易生虫，应放在熏库；远志、半夏等易霉变，应注意通风、日晒。另外，剧毒药材更应贴上醒目的标签，由专人保管，防止误用中毒。

4. 密封

种子类药材（如白扁豆、麦芽、薏苡仁等），密封保存可防止老鼠撕咬；容易风化（如芒硝等）和挥发（如冰片等）的药材，密封保存可避免有效成分丢失。密封时，将药品放在干净的玻璃瓶中，盖严瓶盖，用蜡转圈滴在瓶口处封严即可。另外，陶瓷罐、真空袋也是不错的密封容器。

5. 合藏

将花椒与有腥味的动物类药材（如地龙等）一起存放，可防止动物类药材虫蛀变质；将泽泻与牡丹皮放在一处，泽泻不易虫蛀，牡丹皮不易变质。

6. 杀虫

对桑螵蛸、露蜂房等动物药保存前要蒸熟，避免虫卵孵化；同时可用化学药物熏杀害虫，通常保存少量的药材时可将硫黄点燃生成二氧化硫熏蒸，保存大量的药材时可喷洒氯化苦熏蒸。